Babywise

婴幼儿睡眠书

〔美〕罗伯特·巴克纳姆（Robert Bucknam）
〔美〕加里·艾佐（Gary Ezzo） ◎著

崔玉涛 ◎主译

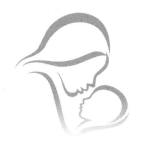

北京科学技术出版社

On Becoming Baby Wise: Giving Your Infant the Gift of Nighttime Sleep

© 2017 by Dr. Robert Bucknam and Gary Ezzo

This edition published by Hawksflight & Associates, Inc.

All rights reserved.

著作权合同登记号　图字：01-2018-0913

图书在版编目（CIP）数据

婴幼儿睡眠书 /（美）罗伯特·巴克纳姆（Robert Bucknam），（美）加里·艾佐（Gary Ezzo）著；崔玉涛主译. — 北京：北京科学技术出版社，2020.8（2024.7重印）

（如何更懂你的宝宝：全2册）

书名原文：On Becoming Baby Wise: Giving Your Infant the Gift of Nighttime Sleep

ISBN 978-7-5714-0981-4

Ⅰ．①婴… Ⅱ．①罗… ②加… ③崔… Ⅲ．①婴幼儿—睡眠—普及读物 Ⅳ．① R174-49

中国版本图书馆 CIP 数据核字 (2020) 第 095564 号

策划编辑：赵美蓉
责任编辑：周　珊
责任校对：贾　荣
图文设计：天地鹏博
责任印制：吕　越
出 版 人：曾庆宇
出版发行：北京科学技术出版社
社　　址：北京西直门南大街 16 号
邮政编码：100035
电　　话：0086-10-66135495（总编室）　0086-10-66113227（发行部）
网　　址：www.bkydw.cn
印　　刷：三河市国新印装有限公司
开　　本：880mm×1230mm　1/32
字　　数：206 千字
印　　张：10
版　　次：2020 年 8 月第 1 版
印　　次：2024 年 7 月第 4 次印刷
ISBN 978-7-5714-0981-4

定　　价：108.00 元（全 2 册）

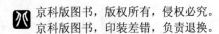

医护专业人士

对"如何更懂你的宝宝"的评价

吉姆·皮尔逊（Jim Pearson）

医学博士，来自美国田纳西州约翰逊城

我第一次接触"如何更懂你的宝宝"系列丛书的时间很早，是 20 年前。当时，不断有疲惫不堪的妈妈来诊所咨询，向我抱怨宝宝哭闹不停，搞得母子晚上都睡不好觉。对此，我也很头疼，却无计可施。诊所里有位同事很睿智，他看出了我的烦恼，递给我本套书的录音带。听过录音带的内容后，我被深深折服了，觉得这套书见解独到，而且非常实用。于是，在日常工作中，我开始应用书中的原则为妈妈们提供指导，由此产生的效果非常显著。我发现，宝宝们的肠绞痛明显减少，妈妈们的睡眠质量和精神低迷状态明显改善。一传十，十传百，社区里口口相传，我们诊所的业务蒸蒸日上。作为儿科医生，得到这么好的资源，若不在日常工作中运用起来，那将是巨大的遗憾。

托尼·伯登（Tony Burden），玛格丽特·伯登（Margaret Burden）
医学博士，来自美国华盛顿州贝灵哈姆市

我们是家庭医生，而且是夫妻档。经常有人问我们育儿理念和宝宝护理相关问题，我们的回答大多是基于"如何更懂你的宝宝"这套书。它已经成为我们解答各种育儿问题的实用指南。不管是作为医生，还是作为父母，我们都从这套书中获得了技能和信心的双重提升。将书中的指导原则付诸实践，父母一定会收获丰厚的回报。

戴维·M. 米勒（David M. Miller）
医学博士，来自美国科罗拉多州苏必利尔市

有了宝宝后，很多父母都感到困惑、沮丧，长期处于睡眠剥夺状态，"如何更懂你的宝宝"系列丛书能为父母提供可靠的育儿建议和婴儿护理常识。我是一名儿科医生，也是4个孩子的爸爸。我和妻子经常听到别人夸奖我们的孩子行为习惯好、睡眠习惯好。如何养育宝宝？如何经营你的家庭？如果心里有规划、有目标，做到成竹在胸，父母就会感到信心十足，精神也会放松下来。当父母实践了书中的指导原则，得到了满意的结果，获得了成功，他们就会把这些原则分享给周围的其他父母。简而言之，这套书作用很大。

琳达·梅洛伊（Linda Meloy）

医学博士，来自美国弗吉尼亚州里士满市

我是一名儿科医生，也是儿科学助理教授。我在工作中接触到的医生和新妈妈都说，本书介绍的育儿方法非常有用。我指导的医生报告称，采用这种育儿方法的新妈妈确实比没有采用这一方法的新妈妈更加自信。本书让妈妈们获得了部分自由，而这份自由为她们重新注入了活力。日常生活的可预知性，让妈妈们能前瞻性地做好育儿规划，而不是被牵着鼻子走。一旦陷入被动，结果往往不尽如人意。很多父母在本书的帮助下晋升为育儿高手。

珍妮特·邓恩（Janet Dunn）

医学博士，来自美国加利福尼亚州查茨沃斯市

作为一名儿科医生，我知道父母引导式育儿法的成功是无可争议的。这种养育方法非常实用，它为宝宝提供了秩序和稳定感，这正是婴儿最需要的；它还为我们的家庭带来了快乐和爱。对于有孩子的家庭，快乐和爱

是多么重要啊！正因为如此，每次给宝宝做健康体检时，我都会重点和父母探讨书中的指导原则。经常有父母对我说："这本书改变了我们的生活。"

戴维·布兰克（David Blank）

医学博士，来自美国科罗拉多州朗蒙特市

我有三重身份——儿科医生、丈夫和爸爸。不管是以何种身份，我都会强烈推荐"如何更懂你的宝宝"这套书。在我这个儿科医生看来，那些睡眠不足、疲惫不堪的父母与本书一定会有相见恨晚之感。如果从一开始就采用这些理念，就能有效地预防上述情况的发生。我确信，书中介绍的指导原则已久经考验，能给父母信心，给宝宝安全感和满足感，让家庭回归宁静和有序。

莎伦·纳尔逊（Sharon Nelson）

医学博士，来自美国加利福尼亚州格伦代尔市

我是一名产科医生，也是一位妈妈，我对母婴健康的关注一直持续到分娩之后。父母引导式育儿法的实践效果非常好，因此，我把推荐这种育儿方法当作提供给整个家庭的扩展医疗服务。这些指导原则其实很简单，

但是效果非常神奇。按照这些原则养育的宝宝，总是那么健康、那么满足，而且在相对较小的月龄就能睡整夜觉了。就对宝宝整体健康的益处而言，按需喂养无法与书中介绍的父母引导式育儿法相媲美。书中的理念能免去早期育儿生活中因为猜测而造成的惶恐，让新手妈妈信心满满地迎接每个新阶段。

克雷格·劳埃德（Craig Lloyd）

医学博士，来自澳大利亚布里斯班

我在医学院里学到的知识，对于执业过程中遇到的最棘手的问题之一——婴儿喂养，实际上都帮不了什么忙。"宝宝一哭就喂"，这是教科书里的标准推荐。但是，这一理论不仅缺乏有力的依据，而且根本不符合实际需求。自从接触了父母引导式育儿法，我清楚地看到，它能切实有效地帮助宝宝建立睡眠规律，减少喂养问题的发生；它能让孩子茁壮成长，让父母轻松快乐。如果这两个推荐理由还不够的话，我想补充说：我的几个孩子就是按照本书的理念来养育的。这绝对是力度最大的推荐了。

芭芭拉·菲利普斯（Barbara Phillips）

注册护士、认证泌乳培训师，来自美国加利福尼亚州洛杉矶市

作为一位妈妈，两种育儿方法我都实践过。我是认证泌乳培训师，所以我知道，日夜不停地频繁哺乳，却看不到任何好处，是多么令新妈妈心灰意冷。我也清楚，疲劳会减少妈妈的泌乳量。我还知道，宝宝出生后的头18个月里，如果没有规划，生活将是多么令人绝望。我知道这些，是因为在我家大宝小的时候，我采用的所有育儿方法与本书的理念刚好完全相反。我家二宝出生前，有人给我介绍了父母引导式育儿法，在实践这个方法的过程中，我的想法发生了革命性的变化。我不再时时刻刻被绑在宝宝身上，我得到了解放，变成自由的妈妈。从那以后，我一直在用这套书中的内容指导前来咨询的女性。这些妈妈都取得了极大的成功，不管是用配方奶喂养宝宝的妈妈，还是母乳喂养宝宝的妈妈。

爸爸妈妈们
对"如何更懂你的宝宝"的评价

来自加利福尼亚州西科维纳市的一位妈妈

产后头 3 个月，我们疲惫不堪、情绪低落，后来我嫂子给了我一套"如何更懂你的宝宝"。这套书拯救了我！在阅读本书前，我四处求助：育儿书、朋友、有经验的妈妈，甚至是宝宝的儿科医生。我得到很多建议，但是并没有找到切实的解决方案，我还是没有办法改变这个一周 7 天、一天 24 小时哭闹不停的宝宝。可是在实施了父母引导式育儿法的短短 7 天后，我的宝宝晚上能连睡 9 小时了，而且白天也会乖乖地小睡，只在下午后半段哭闹 1 小时左右。一本书竟包含了如此多的常识，真是奇妙，它的确是大大地改变了我的生活。

来自美国科罗拉多州丹佛市的一位妈妈

　　我和我丈夫听过各种可怕的描述，像恐怖故事一般，所以宝宝还没出生，我俩就已经气馁了，觉得养孩子注定会让我们狼狈不堪。可是，昼夜不停地喂奶，不明缘由的哭闹，家里一团混乱，这绝不是我们想要的生活。我们坚信，一定还有比这种更加理智的育儿方式。在我儿子出生前1周，我们了解了父母引导式育儿法，真是太及时了！正如预测的那样，我们的宝宝既快乐又满足，8周龄就能睡整夜觉。我们十分感激巴克纳姆医生和艾佐先生的睿智理念，感谢他们给了我们信心，让我们能用最好的方式来养育儿子。

来自美国宾夕法尼亚州费城的一位妈妈

　　我会毫无保留地把这个养育方法推荐给所有人，因为它效果很好。我家前3个宝宝都是按需喂养，因为当时我不知道还有别的选择。5年里，我没睡过一个整觉。朋友刚给我介绍父母引导式育儿法时，我觉得纯属是胡扯，不值得一听。我拥有儿童早期教育学硕士学位，父母引导式育儿法的理念颠覆了我原有的认知。

　　但是，当我知道朋友家的大宝6周龄就能睡整夜觉的时候，我羡慕不已。他们家的老二和老三也延续了这个模式，我和丈夫看着真是眼热。似乎一切尽在他们的掌握中，他们很少遇到困扰我们的那些问题。当我发现自己怀了老四时，我抑郁了好几个月。我满脑子都是无尽的不眠之夜，满脑子都是孩子们不停歇的需求。

不好意思地说，我是出于绝望才开始采用父母引导式育儿法的，但结果让我心服口服。我家老四7周龄就能睡整夜觉了。我们简直无法相信，让他睡整夜觉会这么轻松。他是天使宝宝，既快乐又满足，前3个宝宝可不这样。后来，第5个宝宝降临了，这个育儿方法再次成功。"如何更懂你的宝宝"挽救了我们的婚姻，挽救了我们的家庭。谢谢你们！

来自美国得克萨斯州沃斯堡市的一位妈妈

我和丈夫想借此机会感谢你们，感谢你们带领我俩从一开始就踏上了正确的道路。走这条路并不是一件容易的事，毕竟我们所有的朋友都信奉按需喂养理念。他们说制定时间表对宝宝有害。对这些家庭来说，孩子对他们的生活构成了严重干扰。而在我们看来，那是不合理的。我们坚持采用父母引导式育儿法，结果宝宝6周龄时就能在夜间连睡8小时了，12周龄时一觉连睡11

小时——与你们在书中说的一样。朋友们的评论也与你们预测的一模一样：我们只是幸运，恰好生了个好带的宝宝而已。但是我们知道事实并非如此。感谢你们的鼓励。

来自美国华盛顿州塔科马市的一位爸爸

有一次，在教堂，我怀里抱着一个大哭的宝宝，大家都问，我儿子怎么了，他们说以前从没听我儿子哭过。他们后来才意识到，我抱的是别人家的宝宝。感谢"如何更懂你的宝宝"，让我和妻子养了一个快乐又满足的宝宝。在儿子出生前，我们听过很多负面描述。我妹妹的大儿子出生后，3年里妹妹一次也没有和她丈夫一起外出享受过二人世界。她参加了一个妈妈互助会，不过发现互助会的妈妈们也只能相拥而泣。不！我妻子可不能这样。我们采用了父母引导式育儿法，结果，我们的生活是可预知的，儿子也非常适应他的作息规律。宝宝出生3周后，我俩就外出享受二人世界了，从那以后，我们每周都出去。感谢你们让我们家仍然有家的样子。

来自加拿大不列颠哥伦比亚省温哥华市的一位妈妈

我女儿本月底就满1岁了。我必须说，在女儿生命中的第一年，我真的非常享受，这很大程度上是因为我们采用了父母引导式育儿法。它不仅帮助我养育了女儿，也让我明白了在养大宝的时候，我的挫败感为什么会那么强！我曾不停地问自己：他为什么需求那么多？他为什么晚上不睡，白天也不好好睡？

那时候，只要我儿子想吃（我觉得他想吃），我就喂——无论何时何地，无论白天还是黑夜。这种做法一直持续到他22个月大的时候。我给了他很多关注，要质量有质量，要数量有数量。开始，宝宝晚上和我们一起睡，但是几周后，大床上只剩下宝宝和妈妈了，爸爸已经搬到沙发上。我选择了做全职妈妈，给宝宝优质的学习环境，自己动手为他制作天然食物。"专家"推荐的一切，我都做了。但是，我后来才发现，这些做法大错特错，所有努力都徒劳无功，我只是成功养育了高需求的失控学步儿，和他在一起生活，我并不愉快。

我分享自己的故事，不是为了给你们增添烦恼，而是为了鼓励你们。请让我们国家（加拿大）和美国的更多年轻家庭了解父母引导式育儿法，这样，他们就不会遭遇我们养育大宝时所经历的苦恼。感谢你们的指导，很实用。

来自美国佐治亚州亚特兰大市的一位爸爸

我和妻子是在家庭咨询过程中了解到父母引导式育儿法的。也是在那时，我们发现了以孩子为中心的育儿方式是个陷阱。为了做"好父母"，我们牺牲了自己的婚姻——虽然这是个比喻，但与事实也相去不远。当时，我们以为这样做是为了宝宝好。听起来很有牺牲精神，作为父亲，我也心甘情愿这样做。读了本书前两章，我才认识到自己当初的想法多么荒唐。可以说，你们的著作看似荒谬，实际非常明智。

经过长达 18 个月的悲惨生活后，我们开始按规律养育宝宝。4 个晚上后，他开始能睡整夜觉了。我妻子也能和我同床了——这次没有"第三者"。晚上睡个好觉，能让学步宝宝的脾气发生神奇的变化，我们的儿子就像换了个人一样！这些指导原则非常重要，请让每个育龄家庭都了解它们。

致
Acknowledgments

谢

　　根据很多在线字典的解释，"致谢"是为了向某些人表示感激和欣赏之意，如果没有"致谢"，就没有人知道他们所做的贡献。于是，书籍就有了致谢页。虽然本书封面上的"作者"处写的是我俩的名字，但实际上，许多与我们理念相同的人士都为本书的撰写贡献了时间、精力和才能。可以说，本书是为公众服务的集体智慧结晶。大多数读者永远都见不到这些幕后英雄，但是每位读者都将从他们的劳动中获益。

　　我们的医学顾问也是我们的朋友，没有他们，我们就不能取得今天的成就。特别感谢罗伯特·特纳（Robert Turner）医生，他审核了书中小儿神经学的相关内容。还有吉姆·皮尔逊（Jim Pearson）医生、斯图尔特·埃尔德里奇（Stuart Eldridge）医生，以及卢克·奈廷格尔（Luke Nightingale）医生，感谢他们不厌其烦地解答我们的诸多问题。还要特别感谢我们的老朋友埃莉诺·沃马克（Eleanor Womack）医生和格雷·沃马克（Gray Womack）先生。沃马克夫妇贡献了本书第十章关于养育双胞胎和多胞胎的内容。

我们还想借此机会向内森·巴布科克（Nathan Babcock）致以深深的谢意，感谢他编辑审读本书。正值新版修订之际，他的才智，以及他对语言表达的精益求精，让本书的质量得到了极大的提升。还要感谢汤米·加多尔（Tommye Gadol）、杰夫·邦格斯和艾丽西亚·邦格斯（Geoff and Alicia Bongers）夫妇，我们十分珍视并由衷地感谢他们提供的见解和评论。还要感谢辛迪·伯德（Cyndi Bird）的帮助，她为我们提供了大量有关小睡和清醒时间的案例和分析，这些都是她敏锐的双眼观察所得。还要感谢乔·巴洛和南希·巴洛（Joe and Nancy Barlow）夫妇，他们长久以来从未改变对我们的慷慨支持。

下面，我们的致谢将转向家庭。非常荣幸能与很多年轻夫妇共襄此业。如果没有他们的协助，我们俩永远也无法把书中的信息表达得如此清晰。其中包括里奇·扬和朱莉·扬（Rich and Julie Young）夫妇，在他们的帮助下，我们提炼出父母引导式育儿法，他们在这个过程中发挥了不可估量的作用；还包括格雷格·班克斯和塔拉·班克斯（Greg and Tara Banks）夫妇、艾伦·弗内斯和坎达丝·弗内斯（Alan and Candace Furness）夫妇，以及肖恩·伍德和康尼·伍德（Shawn and Connie Wood）夫妇。对于为本书做出贡献的所有人，我们都要说一声："谢谢！"

序
Foreword
一

我从医学院毕业后，又完成了妇产科住院医师培训，那时，我觉得自己已经积累了足够多的知识，可以做个好爸爸了。我妻子学的是儿童发育，我又有医学背景，我们俩在一起养育宝宝，能有多难呢？我们只需要见招拆招，跟着直觉走就行了，对吧？错！

大儿子出生后，我们很快就发现，曾经的热情和自信如今已化作疲惫和沮丧。我妻子每晚起床4次，我儿子白天闹得又特别厉害。同事们纷纷给我们出主意、提建议，通常是建议我们增加哺乳频次。大家都认为，我儿子哭，一定是因为饿。我们每隔2小时喂一次宝宝，日夜不息。可是后来我们才发现，这恰恰是问题的根源，而不是解决方案。

科学家能把人类送上月球，却解答不了早期育儿生活中最基本的问题：怎样养育一个快乐又满足的宝宝？怎样让宝宝像家里其他人那样睡整夜觉？怎样让妈妈从疲惫的状态中解脱出来？

出于在宝宝养育方面的共同兴趣，我和妻子了解到加里·艾佐和安妮·玛丽·艾佐夫妇的著作和成就。艾佐夫妇的婴幼儿养育方法触及根本，又充满关爱，成功解决了我们的上述烦恼，同时也解除了我们的其他困境。我仔细观察了采用与未采用父母引导式育儿法的宝宝，明确地看到，父母能否获得正确的信息，的确存在差异。

这是我20多年前从产科转到儿科的部分原因。转到儿科后，我修订了"如何更懂你的宝宝"中涉及的指导原则，使其具有医学上的可靠性。这些原则屡试不爽，不仅包括加里和安妮影响到的数百万宝宝，也包括我的4个孩子、我同事的孩子、我朋友的孩子，还有我所有患者的孩子。

可以说，本书为针对新父母的儿科咨询带来了必要的变革。当父母满脸疲惫和沮丧地来到诊室，向我讲述凄惨的遭遇——整晚都没睡、宝宝哭闹不停的时候，我一定会开出这个"疗效"显著的处方：递给他们一套"如何更懂你的宝宝"。

罗伯特·巴克纳姆（Robert Bucknam），医学博士

序

Foreword

二

《婴幼儿睡眠书》于1984年首次出版。萨拉是第一个按照书中的方法养育的女宝宝，而肯尼是第一个按照书中的方法养育的男宝宝。两个宝宝的成长得十分健康。他们吃母乳，有基本的生活规律，而且7周龄时就能睡整夜觉。一切就是这么简单。从一个朋友传到另一个朋友，从一座城市传到另一座城市，从一个州传到另一个州，从一个国家传到另一个国家，积极信息仍在持续传播。今天，我们不再以千，甚至不再以万来计算成功案例，而是以百万计算。数百万健康快乐的宝宝得到了整夜觉这个美好的"礼物"。

与本书前几版一样，最新修订版也没有为父母提供"该这样"和"不该那样"的清单（我们倒是真希望养育宝宝能够如此简单），相反，我们的大目标是帮你做好思想准备，让你能更好地迎接养育宝宝这个妙不可言的任务。我们相信，思想准备远比装饰婴儿房更重要。你的宝宝不会介意他枕的是不是名牌枕头，陪在他身边的是不是迪士尼动画人物。你的成功与宝宝衣橱美不美，或是房间装饰得漂不漂亮也没有关系，而是取决于将会影响你整个育儿经历的那些思想和信念。

我们认为，让宝宝健康生长、快乐满足、睡得好、清醒时间爱玩，以及赠予他睡整夜觉这个宝贵的"礼物"，太重要了，这些不应该交由运气摆布，而是应该由父母来引导和管理。这些目标是可以实现的，因为宝宝天生具有相关素质，也有实现这些目标的需求。本书将向你展示怎样实现这些目标，不过，我们需要先解释为什么要这样做。

我们知道，如今的育儿理念林林总总，大多会给父母不切实际的承诺，也会为父母带来不必要的负担。选择那么多，新父母怎样才能知道哪一种最适合自己的家庭呢？每种育儿理念都会产生特有的结果。我们鼓励新父母和准父母在经过充分的思考和评估后，再决定哪种育儿方式最适合自己的家庭。评估方法是观察和对比他人的实际情况，看看不同育儿理念产生的最终结果：拜访按照国际母乳会建议的方式或亲密育儿法养育宝宝的亲戚和朋友，和他们一起待一段时间；再观察一下完全按时间表养育宝宝的家庭；当然，还要评估父母引导式育儿法的结果。

哪些家庭秩序井然、安静祥和？除了看宝宝的情况怎么样，还要看父母的婚姻质量如何。妈妈是不是任何时候都疲惫不堪？她是不是每隔2小时喂一次奶，甚至间隔更短？爸爸是不是睡沙发？宝宝6月龄、12月龄、18月龄时，他们的家庭生活什么样？妈妈是不是压力巨大、精神沮丧、信心缺乏？宝宝是不是焦虑、疲倦，没有安全感？宝宝9个月大时，当父母离开房间，宝宝会不会哭得稀里哗啦？我们认为，要评价任何育儿理念的优劣，包括本书倡导的理念在内，最佳着眼点不在于它的理论论证，不要看它假设前提的逻辑是什么，而是看它所产生的最终结果是什么。你要亲自去观察，哪种理念的实际效果好，哪种理念的实际效果不好。看到实践同一育儿理念的家庭获得了理想的结果，你对自己的育儿方法就会信心百倍。先看果实，再追溯源头的那颗种子。

本书附录部分收录了表格、对照清单，以及有关婴幼儿护理的扩展内容。绝不要以为附录没有正文重要，二者只是意义不同而已。请按照正文中说明的顺序来阅读附录的内容。

在用词选择方面，有几点需要说明。在阅读本书的过程中，你会发现，在举例说明中提到宝宝时，我们大多使用的是代词"他"，这样写只是为了方便，书中的指导原则对男宝宝和女宝宝都适用。此外，我们希望通过本书与读者直接对话，所以常用代词"你"来指代读者。同时，我们也意识到，虽然大多数读者是父母，但也有少数读者不是，所以我们会在第二人称和第三人称之间来回切换。本书在提到孩子时多称之为"宝宝"。

本书阐释了一系列养育原则，它们能够为父母提供指导，帮助父母为自己的宝宝量身定制切实可行的育儿方法，以满足宝宝以及整个家庭的需求。这些原则曾帮助过数百万父母，它们也一定能为你创造奇迹！但是，如果宝宝的健康出现问题时，一定要向儿科医生或家庭医生咨询。

最后，请访问我们的网站www.babywise.life，以获得最新的医学支持，了解父母引导式育儿法是如何通过20种语言享誉全球，并获得600万对父母认可的。

祝你育儿旅途愉快！

加里·艾佐（Gary Ezzo）

目 Contents 录

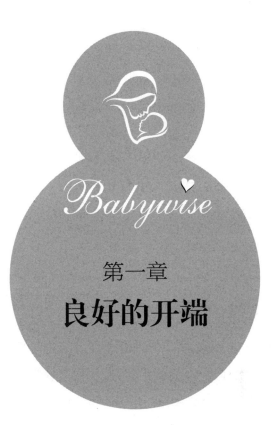

Babywise

第一章
良好的开端

除了孤儿，大多数人都是在家中长大的。从出生之日起，人们就在家中习得一种生活方式，这定义了人们的生存意义。对于大多数人来说，家不仅意味着童年时光和成长地点，以及关于它们的那些不经意间留下的记忆；家还是每个人生活的第一个小社会，人们在那里了解了生命的含义。大多数人都是在家的屋顶下第一次体验到喜怒哀乐，第一次察觉他人如何回应我们的各种情绪。我们了解了什么是同情心、同理心和关爱之心。我们吸收了家庭价值观和文化价值观，然后通过他人对它们的回应方式来权衡是否坚持这些价值观。在家中，我们获得了爱护和关注，这定义了爱的最初含义。家是我们获得或失去安全感的地方。当然，有的人从未得到过这种安全感。

家承载了太多意义，因此，提到宝宝养育，就不可能不提及家庭环境的巨大影响，特别是在至关重要的人生第一年里。在人的一生中，从第一次呼吸到咽下最后一口气，任何因素的影响力都无法超越父母为我们创造的家庭环境。在人的一生中，没有任何一种关系比亲子关系影响程度更大、持续时间更长。同样，没有任何一种关系能像亲子关系这样考验一个人的性格和决心。

最基本的育儿问题有哪些？准父母应该了解哪些方面的问题？为人父母是一辈子的承诺，准父母正处于准备阶段，他们应该接受哪些假设，应该摒弃哪些假设？

我们知道育儿需要个性化，育儿过程是因人而异的。同时，我们也知道育儿的过程有一些共性，有关婴儿和婴儿护理的一些假设，可以为我们提供有力的指导，帮助我们实现成功的结果。同样，我们也会十分诚恳地劝你远离另外一些假设，因为它们会妨碍你为宝宝打下坚实的生理和心理基础。

挑战

很多夫妻在踏上为人父母的道路之初，常常会有这样的心态，认为不需要刻意学习基本知识，一切自然会云开雾散，明朗起来。可事实是，就算上过产前育儿课，宝宝的出生还是会让很多新父母措手不及。他们没有料到，为了满足新生宝宝的需求，生活会发生如此剧烈的变化。对妈妈来说，面临的是身体和情绪上的双重变化。宝宝出生前，妈妈的子宫在保护和供养着宝宝。宝宝出生后，妈妈无法再依赖这种关系，她需要懂得怎样以最好的方式满足宝宝的每个具体需求。也是在这个时候，她听到了宝宝发出的各种声音，这激发出她以前从未体验过的各种情绪。一种排山倒海的感觉占据了她，她从内心最深处渴望抚育和保护她的宝宝。

对爸爸来说，这也是个需要不断适应的阶段。首先，他需要逐渐适应这一事实：从此以后，他需要和自己的儿子或女儿来分享自己最好的伙伴，也就是他的妻子。当然，从本质上说，小牺牲带来的是大回报。夫妻二人的自由时间还将被侵占。宝宝出生前，他们不必提前计划二人时光，宝宝出生后则不同，如果临时做计划的话，将什么也做不成，因为总得先解决这个问题："宝宝怎么办？"家有新生宝宝，生活从此彻底改变，准父母需要全盘接受这种新常态，挑战恰恰就在这里。

有的夫妻是乐天派，他们假定新生宝宝到来后，生活不会发生剧烈变化。这当然不是事实。另一个极端的悲观派则假定，等宝宝到来后，宁静的生活将如黄鹤一去不复返，家庭生活会陷入持续的混乱状态。这也不是事实。如果宝宝即将降生，你此刻的生活的确会发生改变，这是不争的事实。父母能否成功驾驭和管理这些变化，取决于他们是否了解婴儿的个性化和共性化需求，当然，还取决于他们是否懂得如何以最好的方式满足这些需求。

问题出在哪儿

工作中，我们帮助过很多这样的父母：他们在刚刚踏上为人父母的道路时，心中曾怀有很高的期待，想给新生宝宝最好的爱和无微不至的呵护，结果却发现，一切美好愿望都化成苦苦挣扎的噩梦。这些人是谁？他们与其他父母没有什么不同。他们就是你在分娩课堂上遇到的那对甜蜜小夫妻，就是街那边的那个家庭，就是前院草坪上立着送子仙鹤木雕的那位邻居。那只送子仙鹤很可爱，四周装饰着粉色的气球，告诉我们亚历克西出生了。这些父母记住了很多育儿知识，但是往往缺乏理解力，不知道怎样把这些知识融入自己的实际生活中。知识能帮助他们制订计划，但是只有具备了理解力，他们才会有明确的目标。那么，什么叫理解力？为什么它如此重要呢？

理解力是学习领域的一个概念，是赋予知识意义和价值的东西。理解力就是超越当下、着眼未来的能力。如果你能怀着具有明确目标的理解力来养育宝宝，每一刻都着眼于这一天，每一天都着眼于这一周，每一周都着眼于这个月，那么，每个月的努力累积起来，就构成了这一年的大成就。理解力能让新父母找到正确路径，并以最少的调整来保持正确的航向。此外，要做出明智、富有成效的决定，理解力是不可或缺的前提条件。本书的目标是为新父母和准父母提供这种理解力，给父母信心，给宝宝持久的安全感。

从这里开始：创造充满爱的家庭环境

我们做过25年的儿科医生和父母辅导工作，父母引导式育儿法（parent-directed feeding，PDF）的指导原则收获了几百万拥护者，这让我们对新生宝宝、父母和各种育儿理念有了几点深入的了解。首先是一个不争的事实：采用父母引导式育儿法的宝宝能够取得卓越的发育成就。这些成就太珍贵了，不能交由运气去摆布，应当由父母来引导，而不是由宝宝主导。

其次，我们知道，新父母会对宝宝一见钟情，这是自然而然的事情，父母之爱本就如此。但是，爱宝宝和为宝宝提供充满爱的温馨家庭环境并不是一回事。健康家庭环境的开端是夫妻彼此之间的承诺和相互依托，这能向孩子传递一种更加完美的爱。

最后，充满爱的温馨家庭环境不是自然形成的，而是需要经营，需要牺牲，需要夫妻两个人都不仅要用心，还要有意识地去爱对方。父母需要了解决定所有儿童命运的三大影响因素：第一大因素是从父母那里遗传来的基因，这决定着宝宝的运动和智力潜能；第二大因素是宝宝的气质类型，指的是决定他是开朗、腼腆、逗趣，还是严肃的性格；第三大因素是父母创造的家庭环境。

父母无法改变孩子的先天基因或是天赋气质，但是可以影响家庭环境，从而塑造孩子的命运。那么，是什么定义了家庭环境？家是孩子初次了解爱的地方。孩子是从谁那里了解爱的呢？一部分从妈妈那里，一部分从爸爸那里，但大部分肯定是从父母双方那里。如果没有在婚姻纽带中形成的那种夫妻融合，父母就无法向宝宝传递爱的全部讯息。

婚姻不仅是两个人之间的一种法律关系，而且是一个有生命的实体，它是夫妻之间的特殊纽带，是任何其他关系都无法比拟的。虽然婚姻关系超越了世间所有其他关系，但它又与养育子女密切相关。正如心脏能把富氧血运送到身体各部分，为生命活动提供动力一样，健康的婚姻关系为养育子女的过程提供了动力。婚姻的确是一种奇妙的特殊关系！高质量的婚姻成就高质量的父母，最终受益的是孩子。

婚姻关系的影响至关重要

童话总是以"从此他们过上了幸福的生活"为结局。童话总是假设，幸福不需要努力，婚姻中自然会有幸福，这与事实相去甚远。男人不是天生的好丈夫，女人也不是天生的好妻子，只有牺牲自我、付出耐心，并为对方的快乐和幸福着想，你才能做个好丈夫或好妻子。因此，丈夫和妻子都必须记住，长久的幸福不是在婚姻中自然而然就能找到，而是需要通过用心经营婚姻去实现。而幸福婚姻的涓涓细流，将在养育宝宝的过程中不断提供养分。这意味着，要想在育儿方面取得成功，夫妻一心不仅是个良好开端，还是必要条件，因为宝宝的健康成长要仰赖于父母的同心协力。

本书的侧重点是如何养育新生宝宝，但是，如果我们不解释怎样把希望变成现实，那么我们的教育工作就是有缺失的。我们相信，如果你真心爱自己的宝宝，就会希望给他爱、安全感和归属感，而这些只能来自你们夫妻之间持续不断的爱意表达。夫妻之爱植根于彼此拥有的安全感，植根于彼此互为灵魂伴侣、既彼此独立又相互需要的那种感觉。和动物王国的成员不同，人类拥有一种特别的情感生命基因链，它不允许你内在的灵魂仅仅满足于婚姻关系中的身体层面。人之所以为人，这是决定性特征之一！如果一对夫妻在情感、身体和社会方面没有融为一体，他们的关系中就存在裂隙，这会对他们的孩子造成意想不到的负面影响。

父母的婚姻关系对孩子的影响

丈夫和妻子都能接受和应对婚姻关系中的不完美，但他们的孩子做不到这一点。宝宝无法运用逻辑或理智来评估周围世界的稳定性，他们天生就严重依赖于自己的感官。孩子需要看到一种持续的、充满爱的关系，而这需要夫妻作为彼此的朋友来欣赏对方，而不仅是作为孩子的父母。孩子还需要看到父母一起聊天、一起欢笑，以彼此尊重的方式共同解决矛盾。对于这一点，怎么强调都不过分：父母越多地向彼此表达爱意，孩子就越能充分地感受到这个世界是充满爱的，是安全、稳定的。充满爱的婚姻关系能为孩子提供高层次的爱和安全感，这是单纯的母子或父子关系所无法提供的，即使在婴儿时期也不能。这些因素加在一起，就构成了健康的家庭环境。

提醒

父母经常会忘记生活的整体性，也可能是还没理解它的重要性。孩子的照片，孩子蹒跚学步、咿呀学语，这些吸引了父母全部的注意力，让他们迷失在乐园里。孩子成了父母生活的中心，让他们忘记了夫妻关系。对父母来说，这在短时间内可能是个不错的调剂，但是对孩子来说，这可没有好处。在父母对孩子的整体影响中，最重要的那部分不是来自父母的个人影响，而是来自他们作为一对夫妻的共同影响。

父母之间健康、充满活力的婚姻关系，对孩子的情绪健康至关重要（对父母的情绪健康也很重要）。婚姻和谐，家里就会充满无处不在的稳定感。可以肯定的是，稳固的婚姻关系能为孩子的成长提供安全的避风港。充满爱的婚姻能给孩子创造一种确定感，当孩子观察到父母之间特殊的关系和亲密的感情时，他就会更有安全感，因为他信任父母之间的关系。相反，薄弱的婚姻关系无法向孩子心中注入安全感，也不能织就紧密的家庭纽带。久而久之，父母就会意识到，亲子关系和手足关系的质量，往往反映着父母的婚姻关系。

想一想，如果婚姻关系美好，孩子怎么会不愿分享这份喜悦？当夫妻拥有合为一体的美好时，孩子怎么会不想从这份和谐中寻求温暖？父母的关系决定了孩子对爱的理解。孩子眼里的爱，一部分取决于父母为孩子做了什么，但更多的取决于父母之间的婚姻关系。拥有健康的婚姻关系才能健康育儿，所以，保卫你的婚姻，用心经营你的婚姻吧！

满足每个人的需求

要想最大限度地发挥父母的积极影响，需要保持婚姻的健康和活力。那么，父母应该了解什么呢？请参考以下行为原则。

原则1：**生活还要继续！**你的生活不会因为宝宝的到来而止步。在宝宝出生后的前几周里，你的生活可能会暂时放缓脚步，但是不该完全停止。当一对夫妻成了父母后，他们仍然要扮演儿子或女儿、兄弟或姐妹、朋友的角色。宝宝出生前的那些重要人际关系，在宝宝出生后仍然很重要，值得你去维护。一旦家里安稳下来，就邀请宝宝的祖父母、外祖父母，以及朋友们过来做客。

原则2：**坚持过二人世界。**如果在宝宝出生前，你们夫妻每周都要外出约会一次，那么在宝宝出生后，只要一有机会，就请马上恢复这个习惯。如果你们之前没有这个习惯，现在开始也不晚。不用去很贵的地方，也不用玩到半夜，重点是保持婚姻的新鲜度，因为这是维护家庭情绪健康的第一步。

原则3：**继续从前的小浪漫。**宝宝出生前，你们夫妻之间有特别的活动吗？如果有，那就继续保持。比如，爸爸给宝宝买小礼物时，记得也给妈妈买一个。你们从前的那些小浪漫，有了宝宝以后也要继续下去，在养育宝宝的漫长岁月里，记得用心经营婚姻。

原则4：共度沙发时光。 在每个工作日的夜晚，至少抽出15分钟，和你的另一半坐在沙发上，聊一聊白天的经历。这个简单的举动能让孩子真切地感觉到父母是亲密无间的，从而满足他最强烈的情感需求。孩子最强烈的情感需求，是确信父母深深地爱着对方。当孩子感觉到父母的婚姻关系无比和谐时，家里就会充满安定感。

以下建议能帮你保证每天的沙发时光，提高聊天的质量：周一到周五每晚都聊一会儿，而且要选在对你俩来说时间相对固定的时段。把共度这段时光作为雷打不动的约定，干扰越少越好。这意味着在这段时间里要把电话设成留言模式，把手机调为静音。等孩子大一些后，给他准备一箱玩具，父母聊天的时候，他可以在旁边玩。把你的婚姻放在首位，让孩子看到父母多么相爱。孩子天生就能读懂这份爱，而且他懂得欣赏这份礼物，并能在其中找到安全感。

原则5：宝宝出生前就商量好分工。 对于新父母来说，宝宝出院回家后的最初几天，日子最艰难。此时，一种全新的生活在你面前慢慢展开。在宝宝出生前，每对夫妻似乎都能自然而然地确定家务分工，无须专门商讨。但是宝宝出生后呢？如果你是初次品尝为人母的滋味，宝宝发出的各种小声音都会让你心潮澎湃，而宝宝的大哭大闹更会让你的产后情绪如坐过山车。所有这些因素，再加上来自哺乳和睡眠的挑战，你很快会发现，前几周真是太难熬了。

要减少宝宝的出生对正常家庭生活的冲击，在宝宝出生前，

分工表

妈妈	家务分工	爸爸
☐	洗衣服	☐
☐	叠衣服	☐
☐	收衣服	☐
☐	熨烫衣物	☐
☐	送干洗衣物	☐
☐	取干洗衣物	☐
☐	购买食品杂货	☐
☐	摆放食品杂货	☐
☐	准备食材	☐
☐	做早饭	☐
☐	做午饭	☐
☐	做晚饭	☐
☐	洗碗	☐
☐	总体家居护理	☐
☐	清洁卫生间	☐
☐	地板吸尘	☐
☐	家具除尘	☐
☐	整理床铺	☐
☐	更换床单	☐
☐	给花浇水	☐
☐	倒垃圾/垃圾回收	☐

续表

妈妈	家务分工	爸爸
☐	整理待洗衣物	☐
☐	喂宠物	☐
☐	清理宠物粪便	☐
☐	遛狗	☐
☐	整理院子	☐
☐	取邮件/快递	☐
☐	付账单	☐
☐	去银行	☐
☐	汽车保养和修理	☐
☐	其他	☐

妈妈	育儿分工	爸爸
☐	向亲朋好友报喜	☐
☐	写感谢信	☐
☐	喂宝宝（配方奶）	☐
☐	换尿布	☐
☐	起床喂夜奶（配方奶）	☐
☐	给宝宝洗澡	☐
☐	安抚哭闹的宝宝	☐
☐	照顾大宝宝	☐
☐	其他	☐

父母可以抽时间聊一聊你们对彼此有什么期待。每个人都应该清楚，自己负责家里的哪些事务、哪些零活，谁负责洗衣服，谁负责做饭，谁负责购物，谁负责擦地板，谁负责家具除尘，谁负责起来给宝宝喂夜奶。

在宝宝出生前，这些小事好像无足轻重，但是请相信，等宝宝到来后，这些普通的家庭杂务就不再显得稀松平常了。花点时间，过一遍前两页的"分工表"。爸爸负责什么？妈妈负责什么？在对应的小方格里打钩。别忘了到时会有亲戚来看望宝宝，不如请他们帮忙干点活儿，就算是"参观费"了。

写给单亲家长

在人的一生中，谁都有可能遇到意想不到的挑战，实际情况可能会偏离理想模式。就家庭环境而言，理想模式是从婚姻中吸取力量来养育宝宝。然而我们都知道，不是每个家庭都存在这种理想模式。伴侣去世、离婚或是意外怀孕等，都可能会让曾经的梦想化为乌有。25年来，我们在工作中接触过不少单亲家长，我们理解他们在生活中承受的压力和挑战。在养育宝宝的劳作和义务中，单亲家长的责任是双倍的。他们要同时扮演多个角色，既要操持家务、赚钱养家，还要做孩子的爸爸或妈妈。

然而我们还知道，单亲家长同样深爱着自己的孩子，也想给孩子最好的人生。帮助无论处于哪一种婚姻状态的家长获得最大限度的情绪支持和认知支持，这是我们的荣幸。如果你是一名单亲家长，请你了解，你可能会觉得书中有些内容不适合你，因为在讨论一些养育问题时，情境设定是夫妻合作。所以，请你做好这个心理准备。欢迎你继续阅读本书。

◎ 小 结

在养育宝宝这件事上，一切都是相互联系的：从开端到结局，以及中间的一切。这表示，在任何一个时刻，父母所做的任何事情都会对未来造成某种影响。这不仅包括你作为妈妈或爸爸时的所有行为，还包括你作为妻子或丈夫时的所有行为。在下一章中，我们会讲到育儿中的"涟漪效应"。涟漪效应指的是，我们心中的信念和假设影响着我们的行为，而我们的行为又影响着结果。

保持稳固的婚姻关系会带来积极的养育结果。从稳固的婚姻关系中汲取做父母的力量，这样你就能做个称职的父母。

✗ 如果你想了解如何提高婚姻质量，请访问我们的在线资源，地址是：www.babywise.life。

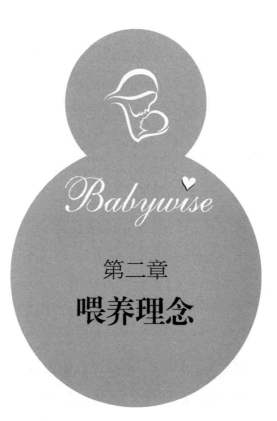

Babywise

第二章

喂养理念

一天，我正坐在宁静的湖水旁，突然发现三个小孩子在做一件很有趣的事：他们在打水漂儿。三双小脚丫哒哒哒地跑来跑去，他们在寻找最适合打水漂儿的小石子。谁小时候没玩过打水漂儿呢？抛出小石子，让它在平滑如镜的湖面上跳跃；或是往水池里扔一块石头，看着完美的同心圆从中心慢慢向四周扩散。小石子在重力的作用下击破了水面，部分能量发生转化，推动波纹向四周扩散。但是，让波纹扩散的能量，最初的源头是孩子的决定——捡起石子并扔进水里。

这个隐喻中暗含着一个育儿原理：**我们做出的每个决定和采取的每个行动，都源自我们心中的个人信念和假设，而这些决定和行动会激起一系列涟漪效应，表现为相应的结果。这些结果与我们心中信念的性质是密切相关的。**

我们的行为不仅会影响我们看得到的事物，也会影响我们看不到的那些事物，并由此引发未曾预料的后果。比如，石子打在水面上，可能会惊扰到藏在水面下的小乌龟。小乌龟一害怕，就拼命往深水里游，这样一来，没准就会撞上捕食者。水花飞溅的声响也可能会惊起岸边的某只水鸟。水鸟受了惊吓，慌忙飞离熟悉的栖所，把一切都抛在身后。这些连带行为都可以追溯到我们最初的行为，一切都源自当初扔石子的决定，源自那一瞬间的小小决定。

宝宝喂养的涟漪效应

你可能会认为，在婴儿护理中，建立良好的喂养习惯可能是最简单的部分，因为满足饥饿需求的本能冲动是生命中最强烈的内驱力之一。一切听起来似乎很简单：宝宝饿了就喂，还有什么可了解的呢？遗憾的是，事实并非如此简单。

在怎样喂养宝宝、何时喂养宝宝这些基础问题上，涟漪效应表现得十分明显。在本章和后面的章节中，你将会看到，父母决定采用哪种喂养理念，将会激起一系列不断扩散的涟漪，它会影响宝宝生活的每个方面。每种喂养理念都有一套自己的观点，会把父母引向不同的方向，并带来不同的结果。哪些事情最重要？对于这个问题，每种喂养理念都有不同的优先考虑。怎样做对宝宝最好？每种喂养理念的意见也都不同。可是，什么叫最好，怎样做最好，并没有统一标准。你心中的优先事项，取决于你的整体世界观和信念，也就是你对于宝宝、个人出身、自然和基本需求等这些问题的想法。父母对优先事项的认识不同，采用的养育方案必然不同，也就会相应地引发不同的结果。

遗憾的是，每种喂养理念看上去都很科学，很有说服力，但是，采用不同喂养理念所产生的结果却有优劣之分。父母对各种喂养理念了解得越多，就越能做出有利于宝宝的决定。让我们来仔细审视当今最流行的几种喂养理念，看一看会有哪些新发现。

喂养理念的历史演化

在儿童早期生命的各种相关理论兴起之前，父母利用一般常识和合理思考来引导自己，结果往往也是可以预知的。妈妈何时哺乳，看的是宝宝的饥饿信号，还要与她的日常家务错开。她每天的生活很有规律，于是规律喂养成为宝宝生活的一部分。现在情形就复杂多了，父母需要在各种不同的喂养理念之间进行对比和选择，而且每种理念都有自己的特点。

例如，在你怀孕期间，可能有人鼓励你要**按需喂养**（demand-feed），警告你不要**按固定时间表（schedule）喂养**，特别是如果你打算母乳喂养宝宝的话。也许你还听过**需求式时间表（demand schedule）**或是**自我调节式时间表(self-regulating schedule)**。也许还有人鼓励你考虑采用**自然喂养法（natural feeding）**，避免**完全按时间表（hyperscheduling）喂养**。当然，完全按时间表喂养是僵化的，**僵化喂养（rigid feeding）**不如**宝宝哭了就喂（cry feeding）**好。但是宝宝哭了就喂又比不上**信号式喂养（cue feeding）**。**信号式喂养**类似**顺应喂养（responsive feeding）**。最后，也是最重要的，自然是**配方奶喂养（bottle feeding）**，它适用于哪些地方呢？现在，让我们回到20世纪，看一看各种喂养理念的历史起源，这也许能帮助我们更好地理解上述各种术语。

行为主义育儿理念：按固定时间表喂养

儿童发展理论兴起于19世纪，但是直到20世纪出现两大对立学派时才引起大众的关注。这两大对立学派各自持有不同的理念。

第一种理论是20世纪初期兴起的行为主义理论。行为主义者强调，环境刺激是人类行为的首要影响因素。他们轻视情绪、意愿和天性等内在因素对人类行为的影响，他们相信，如果你控制了环境因素，你就能培养出完美的孩子。

20世纪20年代，不断壮大的妇女解放运动助长了行为主义学派的势头。当时妇女运动的典型特征是女子留短发、穿短裙、避孕、吸烟，用配方奶喂养代替母乳喂养。**婴儿配方奶的发明**使得配方奶喂养代替母乳喂养成为可能。既然配方奶随时都可以喂，一种新的喂养方法应运而生，即**按固定时间表喂养**。

当时人们认为，严格遵照时间表每隔4小时喂养一次，这种方式对宝宝最好。每个"好妈妈"都应该一分不差地遵照执行。如果宝宝不到4小时就出现了饥饿表现，那就让他哭个够，因为决定何时喂养的是时钟，而不是宝宝的需求。宝宝的急迫需求，以及妈妈想要干预的自然冲动，几乎被完全无视了。[1]

新原始主义育儿理念：宝宝主导式喂养

到了20世纪40年代中期，第二种理论开始占据上风，它是西格蒙德·弗洛伊德理论的改编版。它的兴起，逐渐把僵化的行为主义育儿理念挤出了中央舞台。一些弗洛伊德追随者提出了这样一个概念：分娩过程给宝宝带来了先天的心理创伤。当时的科学发展程度有限，弗洛伊德的追随者们猜测，宫缩和分娩对子宫中的宝宝造成了极大的心理创伤，以至于未来的所有心理失衡和不安全感，都源自出生过程。

奥地利心理学家奥托·兰克（Otto Rank）被视为**出生创伤**理论的创立者（1929）。虽然这一理论并没有马上流行起来，却激励了儿童发展研究中新原始主义学派的诞生。新原始主义学派的支持者包括里布尔（Ribble，1944）、奥尔德里奇（Aldrich，1945）、弗兰克（Frank，1945），以及特雷恩汉姆、皮拉费安和克拉夫特（Trainham, Pilafian, and Kraft, 1945）。"新原始主义"一词并没有贬低的含义，只是反映了这个思想学派的观点。他们假设，分娩时的母子分离瓦解了孕期亲子关系的和谐，因此，早期养育的首要目标是在**重新构建(re-establish)**，或者叫**重建依恋**（re-attach）。

这一理论建立在一种奇特的双重假设之上。首先，它假设子宫里的宝宝享受着与妈妈的完美"情感"联系，但是在出生过程中失去了这一情感依恋。这就导致了第二层假设：每个新生儿在潜意识层面上都渴望回归母亲安全的子宫。宝宝当然不可能真的回去，但是在宝宝出生后，妈妈可以创建一种模拟子宫环境，并在很长一段时间里维持这一环境。妈妈应该致力逆转出生创伤给宝宝造成的**心灵震荡**。

从这一理论中衍生出了非常具体的重建依恋方案。重建情感依恋需要妈妈日夜守候在宝宝身旁，随叫随到。这一理论敦促妈妈采用"原始"育儿方式。[2] "应该时刻把宝宝抱在身上，和宝宝一起睡，坚持母乳喂养2~3年。孩子是家庭生活的中心，家中的所有活动都要服务于宝宝的需求，最大限度地消除宝宝的焦虑。"[3]

由于缺少客观、可证实的数据，到了1949年，出生创伤理论就受到强烈质疑，遭到摈弃。在同一时期，当时仍然很强势的行为主义学派的影响力也开始下降，这在一定程度上是受到一位后起之秀冲击的结果。这位后起之秀是一名儿科医生，他的第一本著作在他有生之年销量已高达5000万册。他就是本杰明·斯波克（Benjamin Spock）医生，他的著作就是《斯波克育儿经》。如果用今天的标准来衡量，斯波克医生属于温和派。他最著名的理论是常识育儿（common-sense parenting），他强调每个宝宝都是不同的个体，因此规律要有灵活性，不能遵照固定的时间表。他不走行为主义学派的极端，反对从喂养时间到大小便万事都搞"一刀切"；他同时摈弃了另一个极端的新原始主义学派，因为该学派不接受任何计划和规律，完全以宝宝为中心。[4]

到了20世纪80年代，斯波克的影响力逐渐开始衰减。社会保守主义者认为，他的观点对宝宝太纵容了；而社会自由主义者又觉得，他的育儿建议操控性过强。随着斯波克观点的两极化及其影响力的日益衰减，出生创伤理论卷土重来。

与20世纪40年代的老版本相比，新版出生创伤理论的基本信条并没有改变，但是叫法不同。今天，人们称其为**亲密育儿（attachment parenting）**，它与**婴儿依恋理论（infant attachment）**在英文名称上很类似，但其实几乎一点儿关系都没有。分清两者之间的区别十分重要。婴儿依恋是一种公认的理论，它认为身体接触对新生儿的存活发挥着不可或缺的作用。

作为作者，我们相信，身体接触是婴儿的第一语言，能够通过感官通道传递爱和安全感。身体接触和适当营养同等重要，缺少哪一个都可能导致生长迟缓。

父母应该满足宝宝的真实需求，认识到婴儿的脆弱性，但是，也应该谨防任何过度宣扬或夸大宝宝脆弱性的育儿理论。不要让健康的保护变成不健康的过度保护，因为过度保护会对宝宝造成长期的不利影响。20世纪80年代亲密育儿理论的拥趸，借用了婴儿依恋理论名称中的"attachment"这个词，但是在婴儿依恋的新瓶下，装的仍然是旧酒，是一种早已被摈弃的过时理论。真正的婴儿依恋理论，背后是有真实科学依据的。

不管现在使用的名称是什么，亲密育儿还是重建依恋式育儿（re-attahcement parenting），背后的理念是相同的，源头仍然是旧时的出生创伤理论及其相关假设。出生创伤理论的创始人是奥托·兰克（1929），后来由里布尔医生（1944）加以发展。亲密育儿理论现代版的育儿方法仍然很累人，它着重强调让妈妈模拟子宫环境。首先，妈妈要日夜守在宝宝身旁——白天用背带把宝宝背在身上，晚上和宝宝睡在一起；然后，妈妈需要频繁、长时间地哺乳，这等于用乳汁来代替脐带。[5]

正因为上述原因，亲密育儿理论的拥护者过度强调哺乳的意义，抬高了母乳的营养价值。同样出于这个原因，亲密育儿理论认为，母乳喂养再多、再久、再频繁，也不过分；相反，妈妈怎么努力都不够，即使这是她在30分钟里第三次哺乳了，出于恐惧，采用亲密育儿法的妈妈还是会哺乳。因为这一理论假设，宝宝一哭，如果不是饥饿信号，就是依恋失败的潜在标志，于是，这一切就形成了恶性循环。遗憾地说，虽然亲密育儿理论的初衷是培养"安全依恋型"宝宝，但它推荐的方法造就了完全相反的结果：一方面，宝宝焦虑、高需求、缺乏安全感；另一方面，妈妈整日疲惫不堪。

妖魔化出生过程

出生创伤理论的相关假设至今都是推测，没有找到确凿证据，也没有令人信服的相关科学研究支持。而现代亲密育儿理论就建立在出生创伤理论的假设前提之上。与此同时，越来越多的科学研究开始驳斥出生创伤理论，尤其是科学研究证实了大自然中存在的这一事实：**地球上没有任何一种生命形式，不管是简单生命还是复杂生命，不管是人类还是动物，其后代会自愿地回归原始状态，寻找某种过去的依附。**

遗憾的是，只要妖魔化出生过程，让人们认为分娩给无助的宝宝造成了创伤，作为弥补方案的亲密育儿理论就始终会有固执的追随者。但是，新生儿真的寻求回归子宫这个"昔日乐园"吗？在当今的科学时代，为了证明亲密育儿理论的正当性，拥护者们继续使用恐怖、悲惨的语言向毫无戒备的新父母描述出生过程。他们说，无助的婴儿感觉遭到了父母的遗弃和背叛，而要建立真正的情感依恋，就必须帮助婴儿克服这些负面感受。

在科学世界里，这叫**幻想性错觉**（试图构建实际上不存在的关联）。他们说，宝宝出生时真切地感知到出生过程中的创伤性剧变，他被强行从温暖和安全的子宫中推挤出来，完全暴露在一个全新的世界中。在这个全新的世界里，他必须自己费力地获取食物，必须自己为生存拼搏。

真是这样吗？出生过程的威力如此巨大？其实，可以从更加实际、理智的角度来看待分娩，把它看作赋予生命的过程。恰恰是因为分娩，宝宝才能真正从极度束缚的状态中解脱出来。在子宫中，宝宝无法表达自己，无法与人沟通自己最基本的需求。他住在黑暗的世界里，被束缚在空间狭窄的子宫中。在那里，维持生命所需的营养物质和他的体液混杂在一起。在那里，他什么也触摸不到。出生过程是神奇的、美丽的，它把宝宝从束缚状态中解救出来，让宝宝获得了自由。在这个自由的世界里，宝宝可以体会各种不同的感受。他第一次感受父母慈爱的抚摸，第一次看到他们的笑容，他还能感受到光线中各种不同的色度，之前他在子宫里可感受不到这些。他可以自由地大笑，自由地挥动四肢，尽情地去探索这个全新的世界。这一切能够成真，唯一的渠道是出生。出生的时刻是值得庆祝的，宝宝"乘"着出生的"翅膀"

来到这个世界——而不是回归到束缚和捆绑中。

最后，如果出生真的给宝宝带来了心理创伤，那么是由哪些神经负责这一过程的？想一想这个事实：**新生儿对出生的记忆是零，他更加没有能力回忆起出生经历造成的焦虑。**

记忆功能和神经突触的发育依赖于大脑能够获得富氧血，而富氧血的获得是呼吸的结果。呼吸始于肺扩张，而肺扩张发生在出生之后，而不是出生过程中。在出生时以及出生后的一段时间里，控制记忆的高级神经中枢仍在发育过程中。这些事实告诉我们什么呢？

行为主义强调外在结构性，而不是内在个性；新原始主义强调内在个性，却忽略了外在结构性。我们认为，这两种方式都走了极端，不利于实现健康的养育结果。一定还有更好的方式，它就介于两者之间。

父母引导式育儿

有些妈妈的确能从亲密育儿法中获得享受，但大多数女性不是。有一种更为实用、不那么累人的方法，就是父母引导式育儿法（Parent-Directed Feeding，PDF）。父母引导式育儿法是一种婴儿管理策略，能够让妈妈与宝宝，以及宝宝与家里所有人之间的情感联结得更加顺畅。

父母引导式育儿法处于完全按时间表喂养和亲密育儿这两

种方法的中间点。它的规划性足够强，能给宝宝的世界带来安全感和秩序；同时，它的灵活性也足够大，能让妈妈拥有在任何时候满足宝宝任何需求的自由。这是一种由父母掌握主动权的养育方法，致力于促进宝宝的健康生长和最佳发育。例如，要保证学习效果，需要宝宝达到最佳警觉度；而要达到最佳警觉度，需要先有最佳睡眠。最佳睡眠与白天小睡质量高和夜间睡整觉密切相关。只有喂养时间相对固定，才能获得较高层次的睡眠质量。要让哺乳时间相对固定，需要建立健康的生活规律。父母引导式育儿法是激发涟漪效应的那颗石子，涟漪效应引发了上述所有结果，包括真正的婴儿依恋。

在父母引导式育儿法中，有关婴儿养育的各个方面里，都有一个至关重要的元素，那就是父母的判断。父母获得了敢于自主思考和评估的信心，能够基于本能学会解读宝宝的需求，并学会在具体时刻去满足宝宝的具体需求。父母引导式育儿法的优势何在？下文对比分析了三大常见喂养理念的优缺点，能够很好地回答这个问题。

对比分析三大喂养理念

三大常见喂养理念如下。

● **宝宝主导式喂养**（即信号式喂养、按需喂养、顺应喂养、哭了就喂、自我调节式喂养）。

● **按固定时间表喂养**。

- 父母引导式育儿法。

对比三大喂养理论的实践方法

宝宝主导式喂养。喂养时间由唯一**变量**严格把控着，即宝宝的饥饿信号（包括吸吮的声音、小手往嘴里填、哼哼唧唧或是大哭）。饥饿信号被视为变量，按照这种方式，喂养时间随机，无法提前预知。例如，这次喂养间隔 3 小时，下次可能间隔 1 小时，再下次是20分钟，之后是4小时。也可能是"密集式喂养"，比如3小时内哺乳5次，然后间隔很长时间不喂。在这种理念看来，喂养间隔并不重要，因为它坚持要求父母关注所有疑似饥饿的信号，而不是看间隔时间长短。

按固定时间表喂养。喂养时间由唯一**常量**把控，即时间，而衡量时间的标准是时钟。时钟决定着什么时候喂养，多久喂一次，通常喂养间隔是固定的。在这种理念看来，关注饥饿信号并不重要，因为喂养时间总是可以预知的。时钟代替了父母（以及宝宝）的思考，父母的任务是服从时钟。

父母引导式育儿法。把饥饿信号这个**变量**和时间这个**常量**同时作为必要的判断工具。

变量与常量的矛盾

这三大喂养理念最突出的矛盾在于使用哪种喂养指征——是饥饿信号这个变量，还是时钟这个常量。标准的亲密育儿或国际母乳会理念，坚持完全以宝宝为主导进行喂养，也就是说，饥饿信号永远占主导地位。而完全按时间表喂养的父母，把固定时间看作喂养的决定性指征，因此，时钟占主导地位。如果用等式来表达这两种理念，它们在逻辑上的薄弱点就显露无遗了。

宝宝主导式喂养的等式如下。

$$饥饿信号 + 0 = 喂养$$

在这个等式中，"+0"表示，在决定什么时候喂养这件事上，除了饥饿信号之外，不需要考虑任何其他因素。虽然乍看起来很有道理，但是这样的养育方法存在几个问题。

实践中的缺点

（1）宝宝主导式喂养的假设前提是饥饿信号永远可靠，但这个假设是错误的，事实并非如此。也正是因为这个错误的假设，宝宝主导式喂养存在危险性。只有存在哭闹等饥饿信号，才能依赖饥饿信号的指导。可是如果宝宝身体虚弱、生病或是贪睡，可能连续几个小时都不会发出渴望食物的信号。因此，这种喂养方法存在使宝宝无法获得足够营养的风险。宝宝如果不及时发送饥饿信号，就吃不到奶。

（2）纯信号响应式喂养容易导致婴儿脱水、体重增长不足、生长迟缓，还会给宝宝和妈妈同时带来挫败感。

（3）如果宝宝总是不到2小时就发出饥饿信号，会造成妈妈的疲劳。疲劳被公认为导致妈妈放弃母乳喂养的头号元凶[6]，因为她们太累了！

（4）密集式喂养毫无规律，这会导致意料之外的后果，包括宝宝过度哭闹难哄、睡眠不规律，以及睡眠/清醒周期不稳定。这些都会导致婴儿睡眠剥夺。

按固定时间表喂养的等式如下。

$$时钟+0=喂养$$

这个等式里的"+0"意味着，除了时钟，没有其他因素能决定何时喂养。

实践中的缺点

（1）按固定时间表喂养有一个假设，那就是上一次喂养总是成功的，这个假设可能导致忽略宝宝的正当饥饿信号。同时，这种喂养方式没有把生长高峰期考虑在内。在生长高峰期里，妈妈需要在一天或更长时间里增加哺乳频率。若采用按时钟喂养方式，即使宝宝2小时后发出饥饿信号，也得等到时间表上的下一个喂养时间才能吃到奶。在推延的这1小时里，宝宝通常会哭闹，而这原本是可以避免的。

（2）完全按时间表喂养无法提供乳汁分泌所需的足量刺激，从而易造成母乳不足。母乳不足是妈妈放弃母乳喂养的第二大元凶。[7]

不管是宝宝主导式喂养，还是按固定时间表喂养，两种方式中的变量和常量之间都存在矛盾。这一矛盾既是理念层面上的，也是生理层面上的。不管家长关注的是宝宝饥饿信号还是时钟，在实施这些育儿理念时，他们无形中变成了某个具体方式的奴隶。不管他们接受的是哪个唯一的喂养指标，都会让宝宝充满焦虑，甚至影响宝宝的健康生长。

父母引导式育儿法

父母引导式育儿法消除了前两种喂养方法之间的矛盾，既不完全依赖宝宝饥饿信号这个不可靠的变量，也不完全依赖时间这个不够科学的常量。在父母引导式育儿法中，变量和常量并存，两者相辅相成，而不是水火不容。下面让我们来看看父母引导式育儿法的等式，它把父母判断（Parental Assesment，PA）包括在内。

饥饿信号+时钟+父母判断（PA）=喂养

按照父母引导式育儿法，一方面，在宝宝饥饿时哺乳；另一方面，作为保护性措施，它设定了上下限时间，既不会哺乳过频（如每隔1小时喂一次），也不会哺乳过少（如每隔4～5小时喂一次）。父母引导式育儿法还包含了"父母判断"这个关键工具。父母判断指的是父母评估宝宝需求并适当回应的能力。父母判断让妈妈能在必要的时候利用饥饿信号这个变量，同时在适当的时候利用时间这个常量。父母引导式育儿法的部分优势如下。

（1）父母引导式育儿法以父母判断为引导，它承认宝宝喂养中存在以下两大潜在问题，并利用父母引导式育儿法的工具对其进行评估。

a. 如果母乳喂养宝宝频繁进食，比如每隔1小时吃1次，可能是没有获得充足的营养。利用"父母判断"这个工具，妈妈不仅能够通过哺乳来响应宝宝的饥饿信号，还能意识到潜在的喂养问题。

b. 当不存在饥饿信号时，时间成为指南，这样可以确保哺乳间隔不会过长或过短。这也为身体虚弱和生病的宝宝提供了保护，因为他们可能无法通过哭闹来有效发送饥饿信号。

（2）当存在饥饿信号时，时间让位于饥饿信号，因为决定是否喂养的因素应该是饥饿信号而不是时间。

把父母判断放入等式中，可以避免喂养方法走向极端。

父母引导式育儿与婴儿依恋

除了作为判断工具外，父母引导式育儿还能增进婴儿依恋。因为父母引导式育儿为宝宝打造了有序的家庭环境，而这样的环境能最大限度地促进宝宝的生长和发育。宝宝的生理需求和神经需求与他的自然能力和谐地融合在一起，这意味着，没有什么在阻碍**全面依恋**的建立。"全面"指的是涵盖生长和发育的方方面面，而评价生长和发育的标准是，宝宝是否达到在各个发育阶段应该具备的能力。6月龄内未能具备这些基本能力的宝宝，在其他发育方面的表现往往也会不尽如人意，而这些方面的发展有利于促进健康依恋的建立。因此，我们说父母引导式育儿能增进婴儿依恋。

宝宝天生具备七大能力，达到这七大能力就是实现**全面依恋**的客观指标。七大能力包括："喂养—清醒—睡眠"周期进入可预知模式；不需要摇晃或喂奶哄睡就能自己入睡；夜间一觉连睡

8~10小时；白天小睡有规律，具有可预知性；清醒时间里情绪满足，能够适应一定时间的独自玩耍；具有自我安抚能力；与其他看护人相处得也很开心，如爸爸、哥哥姐姐或祖辈。

宝宝出生后的前6个月非常重要。在这个时期里，判断宝宝是否处于持续压力和焦虑状态，主要看宝宝是否逐步达到各个依恋的指标。作为对比，12月龄、18月龄和24月龄时，夜间不能睡整觉，白天小睡不规律，无法自我安抚，独自一人时焦虑不安，无法自己玩较长时间的宝宝，往往存在依恋焦虑。上述压力指标与能力发育滞后存在关联，表示存在依恋缺陷。

幸运的是，这些都是可以避免的。父母引导式育儿法有助于协调宝宝的依恋需求和能力发展需求，从而实现真正的全面依恋！

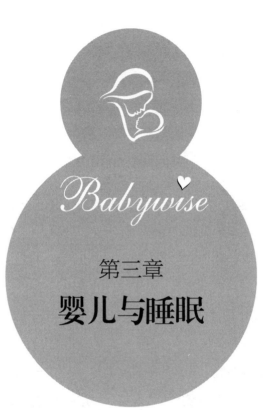

Babywise

第三章
婴儿与睡眠

你坐在咖啡馆里，一边品尝拿铁，一边在手机上浏览网页，而宝宝在旁边满足地玩耍着，摆弄着他的亮橙色磨牙环，偶尔从安全座椅里往上瞥几眼。突然，你听见一位萍水相逢的陌生人评论说："看呀，这个宝宝多么开心、多么满足、多么机灵啊。"你微笑着回应，表示感谢。对于这样的评论，你并不惊讶。采用父母引导式育儿法的父母经常遇到这样的情景。本章讲的是睡眠，这些评论和睡眠是否有关系？当然，关系很大！

　　当你的宝宝晚上开始能睡整夜觉时，人们一定会说，"你可真幸运"，或是"你家宝宝真好带"。这两种说法其实都不对。你的宝宝能收获整夜安睡这份礼物，是因为你曾为此付出了辛勤的努力，真正值得赞扬的是你。但是也要辩证地看待这个问题：一方面，训练宝宝睡整夜觉不是养育宝宝的最终目标；另一方面，睡整夜觉能为之后的一切打下良好的基础。

　　睡眠是珍贵的，是人生最重要的影响因素之一。在宝宝出生后的第一年里，睡眠极为重要，因为人类生长激素是在深度睡眠期间分泌的。宝宝的睡眠质量和睡眠时间同样重要，它们不仅影响宝宝的生长和健康，还影响家里每个人的幸福感，它们决定着家庭成员是精神愉快、精力充沛，还是整天疲惫不堪。

采用父母引导式育儿法的宝宝的共同特征是：情绪满足、生长健康和拥有最佳警觉度。这些宝宝的身上散发着快乐的光芒，毕竟，休息充分和精神愉快是紧密相连的。事实上，健康足月儿7～10周龄时便具备夜间连睡7～8小时的能力，12周龄时便具备夜间连睡10～12小时的能力。不过，虽然宝宝具备这样的素质，但要实现夜间连睡，还需要父母的引导，需要父母从根本上了解作息规律对宝宝的健康结果有着怎样的影响。

真的能睡整夜觉吗

为什么有的宝宝很早就能睡整夜觉了，有的宝宝却不能，这一直是人们争论和研究的热点话题。相关理论不一而足，有的解释很简单，有的解释很复杂，有的讲逻辑，有的天马行空。出于好意，一些朋友会对毫无经验的新妈妈说，每个宝宝都是不同的。他们还会说，有的宝宝天生就是"睡神"，有的宝宝天生就是"睡渣"。新妈妈都希望自己运气好，生的是个"睡神"。

行为医学临床医生认为，孩子的天生气质类型对睡眠具有决定性影响。他们告诉父母：有的孩子性情随和，更爱睡觉；有的孩子就是不爱睡觉。更极端的说法是：有的宝宝天生高需求，夜醒更加频繁；而有的宝宝天生低需求，自然一觉睡得更久些。虽然每种说法都看似有道理，但是这些说法都已过时。放心，你可以而且也应该期待宝宝学会睡整夜觉。不过你也应该知道，如果没有父母帮忙训练，宝宝极少能自己学会这一技能。让我们来了解有关婴儿睡眠的4个事实。

睡眠事实 1

婴儿还没有能力组织自己的日夜活动，以形成可预知的节律，但是，他们在生理上有规律作息的需要。所以，父母必须承担起引导作用，为宝宝和自己制订计划、建立规律。

按规律喂养宝宝对妈妈也有好处。它能改善妈妈的健康和精力状况，缓解妈妈的精神压力，这样妈妈才有时间和精力来处理其他重要的人际关系，包括与丈夫、父母和朋友的关系。如果家里还有哥哥姐姐，宝宝作息规律能让妈妈有时间规划哥哥姐姐的亲子活动。如果宝宝的各项活动具有可预知性，妈妈心里有底，知道她能够满足宝宝的需求，这样她就可以自信地规划家里的一日活动了。父母引导式育儿法能让所有人受益。

要提高宝宝睡整夜觉的可能性，建立以父母为引导的"喂养—清醒—睡眠"周期是必不可少的。要想宝宝能睡整夜觉，关键在于白天这3项活动的顺序，首先是喂养，然后是清醒时间，最后是睡眠。这3项活动一天重复多次，但要始终保持这个顺序。周期越是稳定，宝宝就越能尽早地学会适应，并形成自己的"喂养—清醒—睡眠"节律。稳定的节律能帮助宝宝学会睡整夜觉。

睡眠事实 2

每项活动的**质量**与每项活动的**顺序**同样重要。这里要再次强调涟漪效应原理，激起第一圈波纹的那颗石子，是每次喂养的质量。这意味着，妈妈必须想办法让每次哺乳都成为**饱足喂养**。婴儿（特别是新生儿）容易吃着吃着就睡着了，只吃个半饱。这样一来，贪睡的宝宝，特别是母乳喂养的宝宝，营养需求就得不到满足。

如果每次哺乳都能想办法做到饱足喂养，就能提高清醒时间的质量。高质量的清醒时间能改善宝宝白天的小睡质量。睡得好的宝宝，吃得会更好。随着每项活动的质量不断提高，最终促成健康的夜间睡眠。反过来，24小时内最佳睡眠质量造就最佳警觉度，最佳警觉度有助于提高宝宝的认知功能，而认知功能的改善会促进大脑发育，并为神经系统的发育带来诸多好处。一切是怎样开始的？开始于第一颗石子，即高质量的喂养。

睡眠事实 3

从出生之刻起，婴儿开始形成一定的饿感模式，或者逐步形成稳定的规律，或者趋向于杂乱无章、不可预知。如果按照父母引导式育儿法喂养宝宝，他的饿感模式会逐步稳固下来。原因有两个。一是，宝宝天生具备相应的能力，能够调整进食时间并形成可预知的节律。如果妈妈的喂养理念鼓励他这样做，他就能做到。二是，饿感机制（消化和吸收）会对规律喂养做出回应，形成代谢记忆。规律喂养能鼓励宝宝的饿感代谢系统形成可预知的周期节律，而密集式喂养会妨碍周期节律的形成。

举个例子，如果妈妈大约每隔3小时——7：00、10：00、13：00、16：00、19：00、22：00——哺乳一次，宝宝的饿感周期就会逐渐同步到这几个时段。喂养时间规律后，白天小睡时间就会规律起来，然后是夜间睡眠。在上面的例子里，具体时间点不是最重要的，重要的是它们所代表的可预知性。具体时间点并没有神奇之处。如果妈妈觉得早晨6：00喂第一顿奶更适合自己的家庭，那就选在早晨6：00。这里的原则是始终保持一致，因为这样才能形成可预知性。

作为对比，喂养时间杂乱无章将会妨碍宝宝自我调整并形成固定的喂养节律，从而给宝宝的代谢记忆造成混乱。例如，妈妈信奉的是哭了就喂的理念，喂养时间可能是上午8：00喂一次；30分钟后宝宝哭时又喂一次；1小时后又喂一次；3小时后才喂；20分钟后又喂一次。第二天，喂养时间又不同了，包括间隔时长和具体时间点。如果喂养间隔不一致，这种模式持续几周，宝宝的"喂养—清醒—睡眠"周期就很难稳定下来，这会让宝宝很难学会睡整夜觉，宝宝会在夜间每隔2小时醒一次，如此反复。研究发现，这种模式可能持续到宝宝满2岁，甚至更久。[8]意料之中的是，如果不按规律喂养，吃配方奶的宝宝也会出现同样的结果。

睡眠事实 4

这个事实要格外注意：关键不在于吃什么，而在于什么时候吃。宝宝不能睡整夜觉，跟食物来源没有关联，也就是说，跟宝宝吃母乳还是吃配方奶并没有关系。我们的一项睡眠研究包含了520名婴儿，结果发现，采用父母引导式育儿法的母乳喂养的宝宝开始睡整夜觉的平均时间，与配方奶喂养的宝宝是相同的，在很多情况下还要略早些。这一统计结果意味着，宝宝能睡整夜觉，原因不应该归结于吃足了配方奶。统计数据还表明，母乳或配方奶各自的成分，以及两种奶在宝宝体内的消化速度，对于宝宝建立健康夜间睡眠模式没有任何影响。

为什么夜间睡眠如此重要

一两岁的宝宝经常夜醒，原因可能有两个：一是育儿建议的指导错误，二是睡眠优先顺序不当。令人遗憾的是，这些宝宝要被迫忍受睡眠严重不足的痛苦。这对宝宝和父母来说都不健康。想一想，如果你连续一周每晚都醒两三次，会是什么感受？有证据充分表明，睡眠剥夺会对成人的中枢神经系统造成破坏性影响，包括运动功能减退、思维能力下降、易激惹、无法集中注意力、情绪不稳定，以及细胞破坏和组织破坏等。这些还只是部分影响而已。

现在，想象有个小宝宝，一年365个夜晚，每晚都无法一觉连睡8小时，会造成什么问题？现在的儿童普遍存在学习障碍，这在很大程度上可能是源于长期睡眠不足。在出生后的第一年里，宝宝的高级神经中枢仍在持续发育过程中，在这个过程中，夜间不能睡整觉肯定不利于日后的学习。

采用父母引导式育儿法的宝宝睡眠统计常态

在出生后的第一年里，宝宝的身体发育速度远远超过其他任何时期。健康生长需要充足的营养，还需要持续时间较长的恢复性睡眠，宝宝的生长就发生在持续时间较长的睡眠期间。

宝宝的睡眠质量，决定着睡眠的真正价值。在宝宝的睡眠中，一半是深睡眠（Relaxed Sleep Pattern，RSP），另一半是浅睡眠（Active Sleep Pattern，ASP）。研究人员告诉我们，这两种模式每30～45分钟交替出现一次。两种睡眠模式之间存在明显不同。在深睡眠期，宝宝十分平静，面部放松，眼皮合拢不动，身体也几乎不动，呼吸平缓而规律。70%～80%的生长激素是在深睡眠期分泌的，这表示健康的睡眠习惯与健康生长密切相关。

浅睡眠就没有那么平静了。不管是儿童还是成人，做梦都是在浅睡眠时。宝宝经常做梦吗？关于这一点，人们还不十分清楚。但是在浅睡眠时，宝宝的胳膊和腿会动来动去，眼皮一闪一闪的，面部肌肉也会动，如吸吮、皱眉或咀嚼。此时，宝宝呼吸不规则，而且频率略快。

采用父母引导式育儿法的宝宝多大能睡整夜觉

虽然我们无法做出任何承诺，但是我们可以提供下面的统计数据，让你了解采用父母引导式育儿法的宝宝的常态是怎样的。以下结论来自一项针对520名婴儿（266名男婴和254名女婴）的抽样调查，其中380名宝宝是纯母乳喂养，59名是纯配方奶喂养，另外81名是混合喂养；468名是健康宝宝，另外52名出生时或出生后不久发生了医学状况，这52名中有15名早产儿。所有父母采用的都是父母引导式育儿法。

对于母乳喂养的宝宝来说，规律喂养的定义是头8周里每隔2.5~3小时喂养一次。对于配方奶喂养的宝宝，规律喂养指的是每隔3~4小时喂养一次。睡整夜觉的定义是夜间一觉连睡7~8小时。调查对象来自美国、加拿大和新西兰。研究揭示了以下情况。

第一类：纯母乳喂养宝宝

纯母乳喂养的女婴，7~9周龄时86.9%能睡整夜觉，12周龄时97%能睡整夜觉。纯母乳喂养的男婴，7~9周龄时76.8%能睡整夜觉，12周龄时96%能睡整夜觉。

第二类：纯配方奶喂养宝宝

纯配方奶喂养的女婴，7~9周龄时82.1%能睡整夜觉，12周龄时96.4%能睡整夜觉。纯配方奶喂养的男婴，7~9周龄时78.3%

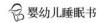

能睡整夜觉，12周龄时95.7%能睡整夜觉。

第三类：存在医学状况的宝宝

在存在医学状况（如胃食管反流、肠绞痛、早产、病毒感染及因未说明原因住院治疗）的52名婴儿中，13~16周龄时100%夜间能一觉连睡8~9小时。

正如以上的统计数据所表明的那样，父母可以从早期开始引导宝宝的睡眠与清醒节律，方法是让宝宝的作息时间具有可预知性。此外，在我们的调查中，学会独自睡整夜觉的宝宝80%仅仅依赖规律喂养，不需要父母做出任何其他引导；其余20%经历了一段时间的夜啼，其中大多哭了3天，夜啼发生在半夜，每次持续5~35分钟。要打破过去的夜醒模式，习得睡整夜觉的技巧，9周龄宝宝平均需要3~5天时间。

健康的睡眠模式

"你昨晚睡得怎么样？"有些夫妻常常会这样问对方。但人们从来不会问："你今天清醒时间怎么样？"实际上，清醒期间的警觉度也是不同的。睡眠分深睡眠和浅睡眠，同样，清醒也有很多级别，从疲惫到最佳警觉度不等。特别值得一提的是，最佳睡眠促进最佳警觉度，而最佳警觉度造就最佳学习过程。在宝宝的发育过程中，健康睡眠发挥着怎样的作用？证据表明，夜间睡眠质量好的宝宝，头脑更聪明。

美国芝加哥儿童纪念医院（Children's Memorial Hospital in Chicago）睡眠障碍中心主任马克·维斯布鲁斯（Marc Weissbluth）博士在他的著作《婴幼儿睡眠圣经》（*Healthy Sleep Habits, Happy Child*）中，引用了路易斯·M.特曼（Lewis M. Terman）博士的研究结果。特曼博士以斯坦福-比奈智商测验（Stanford-Binet Intelligence Test）闻名于世。[9]按照维斯布鲁斯博士的说法，特曼博士关于影响智商的各种因素的发现（发表于1925年）至今未受到质疑。特曼博士的研究包含了3000名儿童。在所有年龄组中，智商超群的儿童有一个共同特点：他们从婴儿早期到测试当天，持续拥有健康的夜间睡眠。

1983年，加拿大研究人员客观地重复了特曼博士的研究，并得到了相同的结论。与睡眠不好的儿童相比，拥有健康睡眠模式的儿童智商明显更高。

维斯布鲁斯博士不仅提到了健康睡眠的积极影响，还提及了睡眠紊乱的消极影响。他提醒父母们："睡眠问题不仅破坏了宝宝夜晚的安宁，还会干扰他白天的活动，因为睡眠紊乱会降低大脑的警觉度，让他注意力涣散，无法集中精力，或是很容易分神，还会让他在身体活动方面更加冲动、多动，或者相反，白天表现得无精打采。"[10]

婴儿期和学步期宝宝如果白天睡不好，晚上不能睡整夜觉，可能会出现慢性疲劳。疲劳是许多婴幼儿问题的首要原因，如哭闹难哄、白天易激惹、脾气坏、不满足、有类似肠绞痛症状、精神过度紧张、注意力不集中，以及进食习惯不好。作为对比，拥有健康睡眠习惯的宝宝，清醒程度更高，大脑警觉度达到最佳，能够与周围环境高效互动。这些孩子自信、快乐、需求较低，而且更善于与人交往。他们的注意力持续时间长，因此学习效率更高。

哄睡

一般来说，大约在满2月龄时，宝宝就具备了睡整夜觉的能力。这是一种习得的技能，而作息规律是助推力。婴儿期和学步期宝宝存在睡眠剥夺，表示宝宝没有学会睡整夜觉的技能。原因可能有很多，但是最常见的是各种哄睡依赖，也就是帮助宝宝入睡或是中途醒来后重新入睡的那些物品。

睡眠是身体的自然功能，最主要的睡眠信号应该是困倦。哄睡依赖会干扰入睡过程，取代困倦成为宝宝的睡眠信号。当哄睡依赖成为睡眠信号时，独立入睡就超出了宝宝自己的掌控范围，父母就不得不为宝宝提供哄睡依赖。

使用某些睡眠安抚物并无影响，如一块特殊的小毯子或某个填充动物玩偶。但是，有一些哄睡依赖会让宝宝"上瘾"，特别提醒要避免以下几种哄睡方式。

喂奶哄睡。下面这个场景我们再熟悉不过了：宝宝在吃母乳过程中睡着了。妈妈慢慢地从椅子上站起身来，小心翼翼地抱着宝宝走到小床旁。她屏住呼吸，轻轻地把宝宝放在小床上，然后胆怯地露出了微笑。时间仿佛凝固了一般，她焦急地等待宝宝平静下来，然后慢慢退到房门口。此刻她心里在打鼓，不知道这次最终会怎样：是自由，还是失败？妈妈渴望解脱，因为她知道，如果宝宝哭闹起来，她就得重复刚才的程序。妈妈和宝宝谁更可怜？每次睡觉都需要喂奶哄睡，这样做对吗？当然不对！

父母引导式育儿法能够培养宝宝的健康睡眠模式。在父母引导式育儿法中，当宝宝被放在小床上时，他通常是醒着的，你不需要蹑手蹑脚，屏住呼吸，不敢出一点声音。宝宝可能会哭上几分钟，或是自己嘟囔一会儿，但是不需要父母的干预就能自己入睡。

摇晃哄睡。在宝宝表现出困倦或是睡到一半醒来时，现代机械式哄睡设备能利用不同的刺激让宝宝安静下来，使他入睡。最常见的机械运动式哄睡设备是弹乐椅。这里要探讨的问题不是你应该不应该抱着宝宝轻轻摇晃他，我们支持你经常这么做。这里要探讨的问题是，你是否把轻轻摇晃或是各种跳舞一般的动作，当作哄睡手段？

其他类似的哄睡设备还包括振动床垫和婴儿秋千。有的父母还把宝宝放在振动的衣物烘干机上，这样做非常不安全。当然，如果所有方法都试了，宝宝还是不睡，还有一个大招：把宝宝放在汽车安全座椅里，开车出去兜一圈。马达的轰轰声，汽车底盘的振动，能把宝宝送入梦乡，至少有的时候能。虽然这些哄睡方法有一定效果，但是烘干机到时间会停，汽车的汽油会耗尽，父母也会失去耐心！

从短期以及长期看来，在宝宝困倦但还醒着的时候把他放在小床上，有助于提高宝宝睡眠周期的长度和深度。不要等到宝宝睡着了再把他放在小床上。

和宝宝同睡一张床

前面提到的几种哄睡方法，哪个都不是帮助宝宝入睡和使宝宝中途不醒的最好方法，但是至少不会给宝宝带来安全风险。许多证据已经显示，有一种睡眠安排非常危险：**父母和婴儿同睡一张床**。和宝宝同睡一张床的家庭越来越多，这几乎成为一种时尚。你家可能也在考虑这样做。一些理论专家会告诉你，和宝宝同睡一张床是最好的情感联结和依恋方式，而且方便夜间喂养。但这很可能是致命的！关于和宝宝同睡一张床，有哪些事实我们应该知道？

自1997年以来，美国儿科学会（American Academy of Pediatrics，AAP）、美国国家儿童健康和人类发展研究院（National Institute of Child health and Human Development），以及美国消费者产品安全委员会（U.S. Consumer Product Safety Commission）都发布医学警示，提醒父母与宝宝同睡一张床存在致命风险。一项历时7年的研究发现，500多名婴儿的死亡可以追溯到这个原因：父母和宝宝睡在同一张床上，睡眠中父母的身体完全或部分压在宝宝身上，从而导致宝宝死亡。不要被这个数字误导，美国每年因被父母压住而致婴儿死亡的案例，远远不止这个数字。

美国儿科学会给出的公共政策说明是："没有科学研究证据

表明，和宝宝同睡一张床能降低婴儿猝死综合征（Sudden Infant Death Syndrome，SIDS）发生率。相反，研究显示，在某些情况下，和宝宝同睡一张床实际上还可能增加SIDS风险。"[11]到了2005年，美国儿科学会SIDS特别工作小组把亲子同睡一张床称作是"极具争议"的话题，称这种做法是"危险的"。[12]

因此，与婴儿同睡一张床可能是当今育儿过程中最具风险的决策。与不安全睡眠方式相关的婴儿死亡发生率正在上升，而其中每个案例本来都是可以预防的。在非科学育儿理念的指导下，因为被父母压住而致婴儿死亡，这实在是令人悲痛。安全、理智的睡眠，从把宝宝抱出父母的大床开始。

宝宝应该睡在哪儿

婴儿床或婴儿摇篮应该放在哪儿？这个问题需要在宝宝出生前解答。是放在父母的房间里，还是单独放在婴儿房里？在宝宝出生后的头两三周里，让宝宝睡在父母卧室中的好处是方便夜间喂养。新生儿至少每隔3小时要喂养一次，所以，妈妈离小床近点是有好处的。但这样做的第一个缺点是，宝宝往往会发出各种奇怪的声音，让父母疑心宝宝呼吸不正常，结果是父母睡不好觉；第二个缺点是，妨碍宝宝学会睡整夜觉，4周龄后继续和父母同睡一个房间，会让宝宝具备睡整夜觉能力的时间延迟到4月龄。

如果宝宝睡在自己的房间里，你对此有所疑虑，可以购买婴儿监护器。有了监护器，宝宝有任何需求，你都会马上知道。

◎ 小 结

　　要帮助你家宝宝入睡并且保证他中途不醒，最好和最安全的做法是采用自然方式。你不需要买昂贵的设备，不需要买新车，也不需要学习可能存在高风险的育儿理念。不要依赖哄睡手段，正确做法是培养一套基本作息规律，以此来改善宝宝的睡眠质量。喂奶，轻轻摇晃他，向他表达你的爱意，这些你都可以做，但是有一点要注意：要在宝宝睡着前就把他放在婴儿床上。

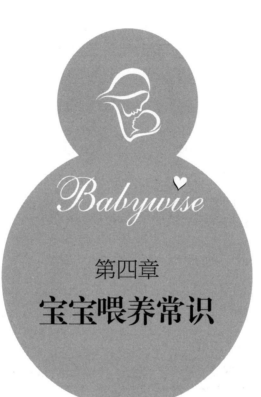

Babywise

第四章

宝宝喂养常识

拥抱、亲吻和适当营养，这些是宝宝开启新生命的良好方式。拥抱和亲吻容易理解，但是什么叫适当营养？适当营养应该来自何处？不管宝宝所需热量来自妈妈的乳房还是奶瓶（母乳或配方奶），最重要的是每次喂养时的温馨情意。但是，这两种食物来源之间的确存在差别。理解两者差别何在，能够让父母自信地做出决定，选择最适合自家宝宝和整个家庭的喂养方式。那么，准父母需要了解什么呢？

　　宝宝喂养可以说是"婴儿管理"（infant management）中最基本的任务。出生时，宝宝的吸吮和觅食反射已经发育完善，这表示他会本能地用小嘴寻觅并吸吮能够到的任何东西。如果全面对比母乳和配方奶，母乳自然是婴儿的完美食物，它能为宝宝带来很多健康益处。美国儿科学会认为，母乳喂养能降低腹泻、下呼吸道感染、细菌性脑膜炎以及尿路感染的发病率或严重程度。[13]该学会还指出，多项研究表明，母乳喂养也许有助于预防婴儿猝死综合征、过敏性疾病、克罗恩病、溃疡性结肠炎及其他慢性消化道疾病。[14]母乳容易消化，所含蛋白质和脂肪比例刚刚好，能为宝宝提供优质营养。此外，母乳中还含有天然抗体，能够促进宝宝自身免疫系统的建立。

配方奶需要提前准备、存储、加热，外出时还需要分装。母乳则不同，随时随地都可以喂。只要储存在妈妈体内，母乳就永远不会变质，不存在过期一说。母乳喂养对妈妈也有好处，有利于子宫恢复正常形状，还有助于产后减肥。哪位新妈妈不想早点再次穿上怀孕前的美装呢？此外，近期的研究显示，母乳喂养还能降低妈妈日后患乳腺癌、2型糖尿病和骨质疏松症的风险。

母乳喂养的变化趋势

尽管母乳喂养好处多多，来自美国疾病控制与预防中心（Fall，2010）的最新数据显示："在开始时选择纯母乳喂养宝宝的新妈妈占40%，这一数字在6个月后下降到了17%，而宝宝12月龄时仍在坚持母乳喂养的妈妈比例始终保持低位，一直停滞不前。"[15]母乳喂养营养、便捷，而且提供了亲子肌肤接触的机会，为什么还有这么多妈妈放弃母乳喂养呢？也许是无奈之下的选择，因为妈妈焦躁、疲劳，已无力满足宝宝永无止境的需求，而喂养缺乏规律，家庭生活缺少可预知性，就会导致这种局面。

采用父母引导式育儿法的妈妈的状况则与此不同。一项包含了遵循父母引导式育儿法的240位妈妈的回顾性抽样调查显示，88%采用父母引导式育儿法的妈妈从一开始就在按照父母引导式育儿法实施母乳喂养，其中80%是纯母乳喂养（不添加配方奶）。宝宝6月龄时，整个美国的母乳喂养率锐减到17%，作为对比，70%采用父母引导式育儿法的妈妈此时仍在坚持纯母乳喂养。除坚持纯母乳喂养外，采用父母引导式育儿法的妈妈还能整夜安睡。由此，父母引导式育儿法的优势立现。

饥饿信号

哭了就喂和父母引导式育儿法的核心，都是及时回应宝宝的饥饿信号，但是，两者仍然存在很大区别。父母引导式育儿法鼓励每隔2.5～3小时饱足喂养一次，而不是每次只吃一点儿的密集式喂养。想办法让每次哺乳都达到饱足喂养，这是父母引导式育儿法成功的关键。

"倾听宝宝发出的信号"，这个建议当然是对的，但是，你得先知道要倾听和观察什么。当一个睡眠周期快结束时，宝宝往往会发出轻微的吸吮声，甚至会把小手往嘴里填，并开始吸吮小手。接着，父母可能会听到哼哼唧唧的声音，如果没人理会，哼唧声可能变成大哭，这些都是喂养时间已到的信号。没有必要等到宝宝大哭时才喂，特别是如果已经出现其他饥饿信号。饥饿信号永远都比时钟显示的时间更重要。

要警惕几个不良喂养信号。宝宝每隔1小时吃一次就是其中之一，这可能表示他没有吃到足量富含养分的后奶，也可能表示他无法获得生长所需的高质量睡眠，后者同样令人忧心。记住，健康睡眠有助于健康喂养，而健康喂养能促进健康成长。疲劳的宝宝很难达到饱足喂养，就会更频繁地找奶吃。妈妈处于慢性疲劳状态是另一个不良信号。如果妈妈夜里要喂几次奶，早晨醒来总是很疲惫，那么她的身体是在告诉她，目前的养育方法有问题，需要做出调整。

泌乳量与饱足喂养

如果选择母乳喂养，需要先理解基本的生理原理。成功的母乳喂养要以供需为基础（不要跟经济学中的供需概念混淆）。这表示，乳汁的供给量与泌乳系统接收到的需求量成正比，足够的需求造就充足的供给。但是，怎样定义"足够的需求"呢？泌乳量与哺乳次数直接相关，这个说法只对了一半。没错，每天哺乳8次的妈妈泌乳量高于每天哺乳2次的妈妈。但是泌乳量也有上限，每天哺乳12、15、20次的妈妈，泌乳量不一定高于哺乳8~10次的妈妈。需要对比的不是哺乳次数，而是每次哺乳的质量。典型的按需喂养宝宝没有哺乳规律，与他们相比，规律喂养的宝宝哺乳次数较少，但是在每次哺乳过程中能摄入更多热量。[16]这是质化喂养（规律喂养）与量化喂养（多次低质喂养）的区别。

父母引导式育儿法能提供足够的需求，帮助宝宝饱足进食。不管是母乳喂养还是配方奶喂养，让每次哺乳都成为饱足喂养，是我们的目标之一。如果不是每次都能做到，也不必惊慌，但记住这是我们要努力的方向。

饱足喂养的主要特点是什么？显见特点包括以下几点。

● 宝宝需要足够的时间才能填饱肚子：每侧乳房吸吮时间至少10～15分钟；配方奶喂养的宝宝喝奶时间不少于20～30分钟。

● 能听到明显的吞咽声。

● 宝宝吃饱后主动推开乳房或奶瓶。

● 喝奶后很容易拍出嗝来。

● 宝宝睡得好。

相反，喂养不规律、每次只吃几分钟的宝宝无法获得饱足喂养的益处。密集式喂养不利于宝宝调整饥饿节律使其与哺乳时间同步。同时，这种喂养方式存在潜在的健康风险。宝宝越是密集地吃奶，越是得不到充足的营养；他摄入的营养越少，健康风险就越高。

饱足喂养需要充足的泌乳量，而有效泌乳的关键是适当的乳房刺激加上合理的哺乳间隔。乳房刺激指的是宝宝吸吮的力度，而吸吮力度受宝宝饿感的驱动。饿感的驱动强度与乳汁的消化吸收时间直接相关。通常，每隔2.5～3小时喂养一次的宝宝消化代谢更加稳定。与密集式喂养的宝宝相比，规律喂养的宝宝需求更加旺盛。

照顾好妈妈

想要成功母乳喂养，最根本的问题是满足妈妈的营养需求。饮食平衡十分重要，多吃水果、蔬菜、谷物，以及富含蛋白质和钙的食物。但光是这样还不够，还得摄入充足的液体。不能等到口渴时再喝水，因为感到口渴时，其实身体已经缺水很久了。母乳喂养的妈妈应该在每次哺乳时或是哺乳前后，喝6～8盎司（177～237毫升）水。除了水，液体还包括果汁、淡茶和汤水。但是咖啡因含量较高的饮料不能计算在内，因为咖啡因会让身体把摄入的液体再次排出体外。不过，要注意的是，24小时内饮水过多［8盎司（约237毫升）一杯，一天超过12杯］，会降低泌乳量。

妈妈饮水量不足的信号包括口渴、尿液浓缩（深黄色）和便秘。为了宝宝和自己的健康，妈妈一定要多喝水！

喷乳反射

宝宝的吸吮刺激妈妈的乳头，信号被传递到妈妈大脑中的垂体，促使垂体释放两种激素：泌乳素和催产素。泌乳素是乳汁分泌的必要条件，催产素则负责释放乳汁。当宝宝开始吸吮时，他首先吃到的是储存在乳晕下方输乳管里的乳汁。乳晕就是乳头周围颜色略深的地方。宝宝先吃到的这部分乳汁叫作前奶。前奶水分含量较高，营养价值有限。随着宝宝的持续吸吮，催产素使乳腺周围细胞收缩，把乳汁推送到输乳管中。这种释放乳汁的感觉被描述为喷乳反射，俗称"奶阵"。喷乳反射过程中释放的乳汁叫作后奶。后奶富含蛋白质和脂肪，能提供大量热量，这些正是宝宝生长所需要的。

母乳与宝宝的消化系统

新妈妈可能在互联网帖子里看到过这样的话："母乳比配方奶容易消化，所以母乳喂养的宝宝饿得更快，需要更加频繁地喂养。""由于母乳喂养的宝宝胃里很快就空了，所以无法睡整夜觉。"第一种说法有一定道理，第二种说法则是完全错误的。

胃空了就会产生饥饿感吗？不是的。食物被快速、有效地消化吸收，才会产生饥饿感。吸收场所主要是小肠。食物经过消化后形成的小分子物质通过肠黏膜进入血液，这就是吸收。吸收完成后，血糖水平开始下降，向下丘脑发送饥饿信号，让大脑知道宝宝（或任何其他人）饿了。是血糖水平下降，而不是胃空，预示着喂养时间的到来。因此，从这个角度对比母乳和配方奶没有意义，应该对比高效、饱足喂养与超多次、密集式喂养。

虽然母乳确实比配方奶消化得更快，但这不表示母乳喂养的宝宝需要更加频繁地喂养，而是表示需要高效喂养。让宝宝每次都吃到饱足，能够提供母乳喂养宝宝所需的持久营养，采用父母引导式育儿法有助于实现这一点。如果妈妈按照重建依恋式喂养宝宝，她需要反复多次哺乳，但不是每次哺乳都是高效的，宝宝不是每次都能吃饱。

喂养与卫生

大多数细菌经手传播。在新生儿护理中，要保证卫生，最重要的一个方法是用清水和香皂洗手，保持手部清洁。喂养前尤其要注意洗手。用清水和香皂搓洗20秒以上，是冲走细菌的最好方法。我们推荐使用清水和香皂，而不是免洗消毒液。免洗消毒液虽然从原理上看很有效，但实际上并不能大幅减少手上的细菌数量，因为它的设计目的不是去污，而清水和香皂能够有效去污。人们常常引用商家的话，说免洗消毒液有效性高达99%，这种说法存在误导性，因为它依据的是这类产品在非孔性硬表面上的杀菌效果，而不是在手上使用的杀菌效果。当然，手边没有清水和香皂时，你可以用免洗消毒液。这种情况下，美国疾病控制与预防中心的公共网站（http://www.cdc.gov）推荐使用酒精含量60%以上的产品，以达到最好的清洁效果。

不仅父母要养成洗手的好习惯，任何人在抱新生儿前都要先洗手。当我们怀里抱着宝宝时，自然而然就会想摸摸他的小脸、小鼻子或小下巴，或是托起他的小手欣赏欣赏，虽然身体接触是人类体验中不可或缺的一部分，但是经验告诉我们：先洗手。

正确的哺乳姿势

以正确的姿势把宝宝抱在胸前，是成功哺乳的先决条件。要让宝宝正确地含接乳房，需要让他的整个身体面向妈妈的乳房，而且让他的头、胸、腹和腿都处在同一条直线上。如果宝宝把头扭开，和身体不在同一条直线上，就无法有效地吃到乳汁。想象一下，你坐在椅子上，你身后的人手里端着水，你扭头去喝他手里的水。由于你的嘴没有正对着杯子，你需要扭脖子，这样一来，扭曲位置上的食管变窄了，把水喝到嘴里和吞咽下去都会很困难。如果宝宝的身体不在同一条直线上，没有正对妈妈的乳房，就会出现类似上述的情况。颈部的这种扭曲姿势会让宝宝很不舒服，而且让他很难吸吮和吞咽乳汁，从而导致喂养效率低下。摆好姿势后，如果宝宝的鼻尖刚好能轻轻触碰妈妈的乳房，膝盖靠在妈妈的腹部，哺乳姿势就是正确的。

调整好宝宝身体的姿势后，妈妈要用一只手托起乳房，用乳头从上往下轻蹭宝宝的下唇，引他张开嘴巴。为什么是下唇？因为下唇与下颌相连，而下颌会本能地张开接受食物。上唇与脸的上半部分、头部相连，宝宝吃东西时上唇是不动的。吸吮、咀嚼和吞咽所需的全部反射，都在嘴巴的下半部分，因此哺乳时应刺激下唇。

下唇受到刺激后，宝宝会自然地张大嘴巴，这时妈妈就可以把乳头对准宝宝的嘴巴，同时把宝宝抱向乳房，这样，宝宝就能正确地含接乳头和乳晕，而不是只衔住乳头。为进一步保证成功喂养，这里描述了3种哺乳姿势供你选择：摇篮式、侧卧式和橄榄球式。

最常用的哺乳姿势是**摇篮式**。选一把舒适的椅子，坐好，让宝宝的头靠在你的臂弯里。然后在抱宝宝的那只胳膊下垫一个枕头，这样可以减轻你脖子和上背部受到的压力。记得前面讲过的，让宝宝的整个身体处在同一条直线上，正对妈妈的乳房。

处于剖宫产后恢复期的妈妈往往采用**侧卧式**哺乳姿势，因为她们要避免刺激腹部伤口。右侧中间的插图描绘的是妈妈斜躺着哺乳的场景，宝宝身下垫着枕头以抬高身体的位置。使用侧卧的姿势，宝宝和妈妈仍然是面对面的，但是他们的腹部不会直接接触。宝宝的头部应该正对着妈妈的乳房。

采用**橄榄球式**哺乳姿势时，妈妈一只手托在宝宝头下，像抱橄榄球那样，同时另一只手托起乳房。托乳房的这只手手指要分开，分别置于乳头上方和下方。然后，抱着宝宝凑近乳房。和前面描述的一样，从上向下轻轻触碰宝宝的下唇，引他张大嘴巴。当宝宝张大嘴巴后，把乳头对准他的嘴巴，然后抱着宝宝凑近你，直到他的鼻尖轻轻触碰到你的乳房。

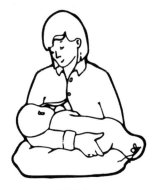

摇篮式

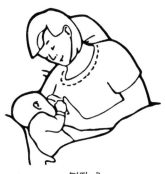

侧卧式

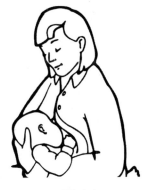

橄榄球式

应该多久喂一次奶

最重要的原则是，宝宝饿了一定要喂。至于宝宝隔多久会饿，因人而异。从平均数据看，在出生后的头几周里，宝宝每隔2.5～3小时会发送一次饥饿信号，有时候间隔略短些，有时候间隔略长些。怎样计算哺乳间隔呢？最佳计算方法是，从这次哺乳开始时刻到下次哺乳开始时刻。一个哺乳间隔可以分为两个阶段：第一个阶段是哺乳时间，持续20～30分钟；第二个阶段是清醒和睡眠的合计时间，平均约2小时。两个阶段加在一起，为2.5小时，这就是一个喂养周期的长度。如果宝宝的喂养规律是3小时一个周期，一个周期仍然由两个阶段组成，但是清醒和睡眠的合计时间更长些，按照这个推荐间隔来喂养宝宝，在最初的几周里，每天哺乳次数为8～10次，刚好在美国儿科学会的推荐范围内。[17]

出生后头几周，婴儿能适应喂养规律吗？或者说，婴儿能对喂养规律做出回应并进行自我调整吗？研究人员D.P.马奎斯（D.P. Marquis）对比了间隔3小时规律喂养、间隔4小时规律喂养，以及按需喂养的宝宝。结论是，3组婴儿都表现出相当好的自我调整能力，能够适应任何喂养环境。从3组婴儿的总体结果来看，对于所有宝宝来说，最佳喂养间隔都是3小时。即便是按需喂养的宝宝，也会自发地表现出间隔3小时规律进食的自然倾向。每隔4小时喂养一次的宝宝，同样表现出对间隔3小时规律进食的偏好。特别值得注意的是，这项研究的年份是1941

年。70年后，研究人员重复了这项研究，得到了相同的结论。婴儿在生命早期就表现出调整进食规律、形成可预知周期的自然倾向。父母引导式育儿法如此成功，原因之一是它顺应并推动了婴儿的上述自然倾向，有助于培养喂养的规律性和可预知性。

关于正常时间范围的解释

在讨论喂养、清醒和睡眠时长的时候，父母引导式育儿法给出的推荐是时间范围，而不是具体时间。例如，你会看到，哺乳间隔通常是2.5～3小时，白天每次小睡时长是1.5～2小时。读者很容易假设，在这个范围里上限优于下限。例如，妈妈可能会猜测，一次小睡2小时比1.5小时更好。不一定是这样。有的宝宝通常一觉睡2小时，但有的只睡1.5小时，还有的宝宝在两者之间。正常时长是一个时间范围，而不是一个从好到更好、再到最好的等级体系，不是数值越大就一定越好。只要落在正常范围内，对你的宝宝来说，时间就刚刚好。

2.5～3小时的喂养周期，是一个健康的平均值，偶尔会有提前喂养的时候，但那是例外情况，不是常态。最初阶段的母乳喂养问题之一，是喂养频次过高，比如间隔1.5～2小时，或者是喂养频次过低，间隔太久，比如间隔超过3.5小时，这会让宝宝饿太长时间。喂养过频会让妈妈疲惫不堪，降低妈妈身体分泌足量和高质量乳汁的能力。如果加上产后激素变化的影响，许多妈妈可能会干脆放弃母乳喂养。另外，如果宝宝发出饥饿信号的时间间隔超过3.5小时，白天喂养频次不足，就无法提供足够的刺激以保证持续的乳汁供应。头几周内，要把喂养间隔保持在2.5~3小时的范围内，这有利于刺激妈妈的身体分泌乳汁，以及保证宝宝的营养需求。

母乳的三个阶段

第一个阶段的母乳相对浓稠，呈淡黄色，叫作**初乳**。初乳的蛋白质含量至少比日后的成熟乳高出5倍，而糖分和脂肪含量相对较低。初乳蛋白质含量高，富含抗体，能够帮助宝宝抵御多种细菌性和病毒性疾病的侵袭。初乳还能促进**胎粪**的排出。胎粪指的是宝宝第一次排的粪便。胎粪颜色墨绿，质地黏稠。在子宫中积攒的所有物质都在胎粪里，包括体毛、黏液、胆汁和羊水。

产后2~4天内，母乳喂养的妈妈开始分泌第二个阶段的母乳——**过渡乳**。过渡乳将持续7~14天。过渡乳的蛋白质含量少于初乳，但是脂肪、乳糖、热量和水溶性维生素含量有所增加。过渡乳之后，就是第三个阶段的母乳，也是常规母乳，叫作**成熟乳**。成熟乳由前奶和后奶两部分组成。前奶和后奶的乳糖与脂肪含量不同。在一次哺乳中，乳房首先分泌的是前奶。前奶通常质地较稀，脂肪含量低，但乳糖含量高，它能给宝宝解渴，满足他的液体摄入需求。后奶是在哺乳进行几分钟后开始分泌的。后奶的质地接近淡奶油，脂肪含量高，这正是宝宝体重增长和大脑发育所必需的。后奶具有前奶所不具备的一些特性，能够分解和排泄废物，帮助宝宝建立健康的排便模式。

有关母乳喂养的几个数字

下奶后，每次喂养中每侧哺乳时间平均是15分钟。在成熟乳到来前的日子里，乳房疼痛现象比较常见。这是因为初乳比成熟乳更加浓稠，为了吃到初乳，宝宝会大力吸吮。这时典型的吸吮模式是三吸一咽，即：吸吮、吸吮、吸吮、吞咽。等到成熟乳到来后，宝宝的吸吮模式变为节律明快的一吸一咽，即吸吮、吞咽、吸吮、吞咽、吸吮、吞咽。从这时起，宝宝的吸吮力度有所减轻，妈妈的疼痛感应该会随之消失。

你还需要了解的一个数字与宝宝吸空乳房的速度有关。有的宝宝一上来就开始大吸特吸，很快就吸空了一侧乳房，有的宝宝则更加悠闲从容。研究显示，熟悉了母乳喂养后，在积极吸吮的条件下，有的宝宝（不分男女）7～10分钟就能吸空一侧乳房，速度快得惊人。我们提及这一数字，不是要鼓励妈妈缩短哺乳时间，而是为了清楚地说明宝宝能达到多快的吸吮速度和多高的吸吮效率。

前 10 天的喂养挑战

一次喂养持续多久，以及两次喂养间隔多久，会随着宝宝需求的变化而变化。就妈妈而言，一个健康的着眼点，是感恩生命

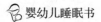

的奇迹，为自己能够给宝宝提供生命所需营养而感到自豪。

第一次哺乳

从宝宝被抱到妈妈身边，第一次开始吸吮乳汁的那一刻起，一场美妙无比的戏剧拉开帷幕。这是值得用心去享受的宝贵时刻。深情地望着新生宝宝的眼睛，因为"第一次"哺乳只此一次。不要过于担心你喂得对不对，你的宝宝自己知道怎么吃。

大多数宝宝在出生后的头一个半小时里是清醒的，这正是开始哺乳的理想时间。第一次哺乳时，每侧哺乳10~15分钟，就能为乳房提供足够的刺激。记住，首先要注意的是抱宝宝以及宝宝含接乳房的姿势对不对。这不仅有助于正确哺乳，而且还能使你避免身体酸痛。第一次以及接下来的几次哺乳中，喂多久取决于你的感觉，只要你觉得舒适就喂下去。记得每次哺乳都要让宝宝吸吮双侧乳房。

贪睡的宝宝

度过最初的清醒时间后，宝宝开始爱上睡觉。事实上，新父母遇到的最初挑战就是宝宝太贪睡，影响了吃奶。新生儿需要每隔2~3小时喂养一次，这表示不管宝宝困不困，都必须吃奶。怎么让贪睡的宝宝保持清醒，做到饱足喂养呢？父母可以脱去宝宝的所有衣物，只留下纸尿裤，然后抱着宝宝，与宝宝肌肤相亲。试试轻抚宝宝的小脸，揉揉他的小脚丫，给他换尿布，或是轻声向他讲述你内心最深处的想法。宝宝是很好的倾听者，而且他喜欢你的声音。发挥你的创造力，想尽办法让他吃完那顿奶。

关于出生体重的误解

宝宝出生前后的几小时乃至几天里，到处都是喜庆欢乐的气氛。但是，大约在一天后，父母会得到一个令人沮丧的消息，宝宝的体重和出生时相比有所下降。这个消息让新妈妈的心中充满了恐惧，她觉得自己没能给宝宝提供充足的营养。这时，母乳喂养的妈妈心中尤其不安。不过，让她能够略为安心的是，配方奶喂养的宝宝也会发生同样的情况。

在这段时间里，大多数宝宝的体重会比出生记录上的数值下降5%～7%（最多的可能会下降10%，但仍在体重损失的正常范围内）。很遗憾，这种最初的体重下降被描述为"体重损失"（weight loss）。这个词让人觉得新生儿损失了他需要的体重，而不是扔掉了他出生时多余的重量。事实是，宝宝出生时身体含有多余的水分，还有胎粪。当这部分物质排出体外后，剩下的重量才是宝宝的真实体重。巴克纳姆（Bucknam）医生推荐，除了记住宝宝的出生体重外，你还需要了解宝宝出院时的体重。

判断宝宝吃没吃饱

妈妈当然想知道，宝宝是否获得了生长所需的充足营养。应该看哪些指标呢？满1周龄后每天尿湿5~7片纸尿裤，第一个月里每天排3~5次或更多次黄色粪便，以及体重持续增长，这些标志都说明宝宝吃的奶量充足，能够满足健康生长所需。为了帮助你跟踪记录宝宝前2个月的生长情况，我们在附录中提供了《健康宝宝生长记录表》，请父母坚持认真填写。

前 7 天或前 10 天

产后7~10天，是妈妈和宝宝彼此相互适应以达到平衡的时段。这是一段宝贵时光，你不必过于关心时钟怎么转，也不用考虑喂养规律或是睡眠训练的问题。事实上，我们鼓励父母把墙上的时钟扣过去（只是个比喻），把全部精力放在唯一的目标上，那就是让每次哺乳都成为饱足喂养，让宝宝每次都吃饱。如果在第一周里妈妈和宝宝致力于饱足喂养，那么7天或10天后，宝宝会自然地过渡到每隔2.5~3小时吃一次的稳定进食规律。在最初的一两周里，每次哺乳时间平均是30~40分钟。请注意，这些数字反映的是平均情况，有的新生儿进食更快、更高效；有的新生儿进食有效，但速度略慢。

每次应该哺乳多久

有的妈妈先一侧乳房喂15~20分钟，然后拍嗝，再换另一侧喂15~20分钟。有的妈妈采用10、10、5、5的哺乳方法，两侧轮换着喂，先两侧各喂10分钟（换另一侧时要拍嗝），然后每侧再各喂5分钟。如果宝宝贪睡，第二种哺乳方法会有所帮助，因为中间的打断会让宝宝清醒过来，同时确保两侧乳房获得均等的刺激。在最初的这些日子里，如果宝宝渴望吸吮得更久，妈妈可以选择让宝宝继续吸吮，或者考虑让他用安抚奶嘴。如果妈妈觉得宝宝的吸吮欲望并非出于营养需求，安抚奶嘴可以很好地满足他的这一需求，不会破坏喂养规律，还能避免让妈妈觉得自己充当了安抚奶嘴的角色。

了解生长高峰期

如果宝宝间隔不到2.5小时就饿了，怎么办？即使妈妈能做到每次都饱足喂养，有时候还是有必要多喂几次。这种情况通常发生在**生长高峰期**。生长高峰是一种生理性反应，所有婴儿都会发生，跟母乳喂养还是配方奶喂养没有关系。事实上，"生长高峰期"这个叫法有点模糊，描述性不强，因为它是从身长和体重的角度来描述的，但是在生长高峰期这几天里，体格生长并不是最明显的结果。

当宝宝需要摄入额外热量以满足特定的生长需求时，生长高峰期就到来了。这种需求最有可能是重新补充身体细胞的能量池，因为储能细胞中的能量已被耗尽。增加喂养时间，能让宝宝获得额外的热量，并将获得的热量存入储备池，以供应生长高峰期之后的快速生长所需。打个比方，时间长了，车用蓄电池电量耗尽，需要重新充电才能全功率运转。我们可以把生长高峰期理解成充电提醒信号。在生长高峰期，只要宝宝出现饥饿信号，就要喂他。如果新妈妈不了解生长高峰期，初次遭遇时她可能会非常担心，并且疲惫不堪，因为一次生长高峰期可能持续1~4天。不过，生长高峰期过后一切都会恢复正常，包括之前形成的"喂养—清醒—睡眠"模式。

生长高峰期可以预知吗？对此，专家们的意见并不一致。有的临床医生相信，第一个生长高峰期发生在10日龄，然后依次是3周龄、6周龄、3月龄和6月龄。也有人说，每个宝宝经历生长高峰期的时间都不同。不管怎样，生长高峰期通常就落在上面那些时间附近。打开你手机里的日历应用，在那几周设置提醒，备注"可能迎来生长高峰期"。

新妈妈很难识别第一个生长高峰期，只能提前设置提醒，因为生长高峰期的到来通常没有任何预兆。宝宝终于开始形成"喂养—清醒—睡眠"规律，可是某一天妈妈却突然遭遇当头一棒：生长高峰期来了！她会注意到，宝宝的饥饿信号突然增多，同时表现得特别烦躁。白天小睡时，宝宝会提前40~50分钟醒来，显得饿极了。妈妈给宝宝喂奶，然后把他放下接着睡，但是2小时后，整个过程重新上演，也可能间隔不到2小时。

怎样判断这个生长高峰期是不是已经过去？标志是宝宝恢复到正常的喂养周期，第二天睡得比平时更久，因为生长高峰期不仅累坏了妈妈，同样累坏了宝宝。

母乳还是配方奶？

单就营养价值而言，母乳和配方奶都能满足宝宝的体格生长需求。但如果考虑总体益处，母乳对宝宝而言更完美。在宝宝出生后的头12周里，母乳和配方奶的营养与健康益处存在差别，但是，到了6月龄，两者之间的差别会大大缩小。在6～12月龄间，两者的差距进一步缩小，在一定程度上是因为，到了这个阶段，宝宝的饮食已经包含了其他食物。在美国，满1岁后继续母乳喂养，更多是出于妈妈的偏好，而不是出于宝宝的营养需求。不过，美国儿科学会鼓励妈妈坚持母乳喂养至少1年。许多采用父母引导式育儿法的妈妈实际上也是这样做的。

过去，曾有人试图制造这样的印象，说母乳营养价值更高，暗示配方奶喂养意味着妈妈在拒绝女性与生俱来的一项重要生理功能。这种观点声称，宝宝会因此产生情绪缺陷。过去60年，许多研究试图发现喂养方式与婴儿日后情绪发展之间的关联，但没有任何证据支持此类声称。妈妈对宝宝的整体态度，比包括喂养方式在内的其他任何因素都更重要。我们鼓励正在阅读本书的妈妈母乳喂养宝宝，但我们也意识到，不是所有妈妈都有这个选择，也不是有选择的妈妈都会做出这个选择。母乳喂养还是配方奶喂养，不能决定你是好妈妈还是坏妈妈，对宝宝也不会有任何情绪冲击。

奶瓶喂养

　　配方奶是20世纪的新发明，不过用奶瓶喂养宝宝已经有数千年的历史了。我们的祖先曾用木头、陶瓷、白镴、玻璃、铜、皮革和牛角制作奶瓶。历史上，未经加工的动物乳汁曾是奶瓶喂养的主要营养来源。但是由于奶液很容易受到污染，婴儿病死率非常高。

　　20世纪前半叶是奶瓶喂养的流行时期，但是那时的奶瓶选择很有限。今天，情况已经大不相同。商店的货架上各种奶瓶琳琅满目，有标准玻璃奶瓶、塑料奶瓶，还有带一次性衬袋的奶瓶，有带把手的奶瓶，还有动物形状的奶瓶。各式奶瓶颜色多样、图案各异，不过这些更多是供妈妈欣赏的。奶嘴种类之多更是令人目眩，有仿真母乳实感型奶嘴，有矫正型奶嘴，有果汁奶嘴，甚至还有米粉奶嘴（这个我们不推荐使用）。选择如此之多，如果不事先做足功课，或是随身带上能说明这些区别的手机应用，只有真正的"勇士"才敢走进商店！

　　事实上，在选购奶嘴时，最重要的是开孔大小要合适。开孔太大，会导致宝宝喝奶速度过快，进而导致宝宝频繁大量吐奶，或是发生喷射性吐奶。开孔太小，则无法满足饥饿的宝宝。要测试开孔是否合适，可以把奶瓶倒立过来。如果配方奶液一滴一滴地流下，就说明开孔大小合适。如果配方奶液连成线淌出来，说明开孔过大。

　　奶瓶喂养的好处之一是，可以让其他人参与宝宝喂养。这种喂养方式下，给宝宝喂奶不再是妈妈的专利，也可以是爸爸的特别活动。不应该剥夺爸爸抚育宝宝的这个机会。年龄合适的哥哥姐姐以及祖辈也一样。这是一项全家都可以参与的活动，对每个人都有好处。[18]

配方奶

对有些妈妈来说，配方奶可能是最好的选择，有时甚至是唯一选择。选择配方奶不应该被看成是对其母性或育儿方式的负面评价。采用母乳喂养的不代表就是好妈妈，同样地，采用配方奶喂养的不代表就是坏妈妈。也不要相信其他传言。配方奶喂养不会降低宝宝的智商，母乳喂养也不会提高宝宝的智商。母乳的确对宝宝的健康有多种益处，但是吃配方奶的宝宝也不是注定会经常生病、肥胖或是自卑。

如果你的宝宝吃的是配方奶，父母一定要做的一件事是，花时间坐下来抱着宝宝喝奶。这样做一举两得，既能给宝宝提供他需要的拥抱，也能让疲惫的妈妈，有时是爸爸，有机会休息一会儿。

什么是配方奶

婴儿配方奶是模仿母乳营养特性配制的营养性产品。配方奶主要有以下几种类型。

- 以牛乳为基础原料制造的配方奶。

- 以大豆为基础原料制造的配方奶，针对的是乳糖不耐受的宝宝。

- 抗过敏特殊配方奶，针对的是对大豆和牛乳蛋白配方奶过敏的宝宝。

注意，牛奶和婴儿配方奶不是一回事。牛奶不适合1岁以下的宝宝食用。至于哪种配方奶最适合你的宝宝，最好向儿科医生或家庭保健医生咨询。

美国食品和药物管理局（Food and Drug Administration，FDA）负责监管美国境内婴儿配方奶的制造，确保制成品符合相关营养要求。该机构还负责偶尔发生的产品召回事件。市场上销售的婴儿配方奶有3种形态。

- 粉末状奶粉：价格最便宜，用水冲调后饮用。

- 浓缩型液体奶：兑等量水后饮用。（冲调起来比奶粉更简便。）

- 即喝型液体奶：价格昂贵，但是不需要冲调。

宝宝需要喝多少配方奶？请遵循美国儿科学会的相关指南。指南建议，宝宝的每日奶量应为每磅体重2.5盎司配方奶液（约合0.454千克体重73毫升配方奶液）。举例说明，如果你的宝宝体重13磅，那么24小时内应该喝32盎司配方奶液（约合体重5.9千克的宝宝每天奶量约937毫升）。一旦宝宝能睡整夜觉（至少一觉连睡8小时），那么他白天应每隔3～4小时喝6～8盎司（177～237毫升）配方奶液，但是每天的总奶量不能超过32盎司（约合937毫升），除非宝宝的儿科医生另有建议。

配方奶喂养的错误姿势

不要让宝宝平躺着喝奶（这一建议同样适用于母乳喂养的宝宝）。平躺着喝液体，可能会让液体进入宝宝的中耳，从而导致耳部感染。也不要让宝宝抱着奶瓶躺在小床上。这不仅是考虑到耳部感染风险，也是为了预防龋齿。如果宝宝含着奶嘴入睡，配方奶中的糖分就会覆盖在牙齿表面，甚至能让发育中的乳牙发生龋齿。

给宝宝拍嗝

喂奶和拍嗝是两项不可分割的活动，因为宝宝喝奶时会不可避免地吞入空气，如果不把空气排出去，会给宝宝造成不适。吞入的空气以小气泡形式被困在宝宝的胃里，这些气泡如果不借助外力是无法排出的。对宝宝的胃部轻轻施压，同时以适当力度轻拍宝宝背部，这能让小气泡汇集成大气泡，然后宝宝一打嗝，大气泡就被释放出来了。

所有宝宝喝奶时都会吞进部分空气，但是配方奶喂养的宝宝吞入的空气往往更多，因为配方奶液通过奶嘴时流速更快，就会让宝宝吞入更多空气。让奶嘴中始终充满奶液，不让空气有容身之所，这样宝宝就可以少吞入一些空气。你也可以试试防胀气奶瓶。这种奶瓶的设计能使宝宝吸吮时最大限度地减少吞入的空气。此外，不管是配方奶喂养还是母乳喂养，喂奶时把宝宝的上身竖起来一些，也能减少他吞入的空气总量。

拍嗝是个需要学习的技巧，所以请注意拍嗝时手部拍击宝宝背部的力道。慢慢地，你就会知道怎样的力道太轻，怎样的力道太重。如果力道太轻，不能使困住的空气受到振动；如果力道太重，可能会吓到或伤到宝宝。反复轻拍宝宝的背部，通常就能解决问题，不需要过度用力。如果你还是没有信心，就观察其他有经验的妈妈是怎么做的。

拍嗝姿势

4种常见的拍嗝姿势如本页及下页的图所示，父母可以一一尝试，找到对你的宝宝来说最管用的那种。这4种姿势的共同点是，对宝宝的胃部轻轻施压，同时轻拍宝宝背部。一次喂养中可能需要拍1～3次嗝，具体要看宝宝的情况以及他进食的效率。配方奶喂养的新生儿每喝1～2盎司（30～60毫升）奶就需要拍一次嗝，母乳喂养的宝宝在换另一侧时拍嗝。

扶坐在大腿上拍嗝。一只手掌扶在宝宝的上身，大拇指与其他手指分开，握于宝宝身体侧面，其余四

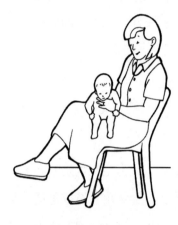

扶坐在大腿上拍嗝

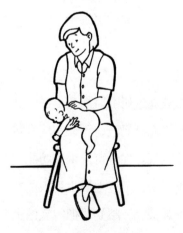

趴伏在大腿上拍嗝

指扶稳宝宝的胸部。注意，妈妈一只手托住并扶稳宝宝的胸部，让宝宝竖起上身，稳稳地坐在妈妈的大腿上。调整宝宝上身使其微微前倾，然后轻拍宝宝的背部。

趴伏在大腿上拍嗝。妈妈先坐好，把宝宝的双腿放在你的两腿之间，然后让宝宝趴伏在你的一侧大腿上。扶稳宝宝的头部，同时合拢双膝，这样能更稳固地支撑宝宝的身体，然后以适当的力度轻拍宝宝的背部。

趴伏在肩上拍嗝。先在你的一侧肩膀上垫一块口水巾，然后让宝宝的胸部靠在口水巾上，这时宝宝的胃部应该靠在妈妈肩部前侧。然后以适当的力度轻拍宝宝的背部。

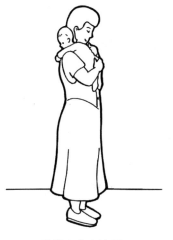

趴伏在肩上拍嗝

摇篮前抱式拍嗝。用一只胳膊把宝宝抱在胸前，你的这只手要握牢宝宝的臀部，让他的头靠在你的臂弯上。宝宝外侧的胳膊和腿应该置于妈妈这只胳膊的外面。注意宝宝身体的朝向，应该面朝外。这个姿势能让妈妈空出

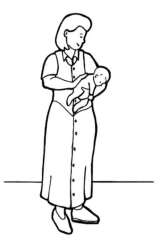

摇篮前抱式拍嗝

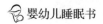

一只手来轻拍宝宝背部。

如果拍了几分钟后宝宝还是没有打嗝，应该考虑换个姿势继续拍嗝，待宝宝打完嗝再继续喂奶。妈妈自然会愿意保持衣物的洁净，拍嗝的时候准备一块口水巾，会派上用场的。

溢奶与喷射性吐奶

婴儿溢奶是常见现象。溢奶通常发生在拍嗝过程中，气体排出时也会带上来一点刚刚吃下的奶液。不当的身体活动也可能引起溢奶，比如爸爸扶着宝宝在他的膝盖上跳，或是姐姐抱宝宝时摇晃幅度过大。如果溢奶是身体活动引起的，通常表示宝宝一顿吃了太多奶液，他的小胃装不下了。这时如果胃部压力增加，就会发生溢奶，这是宝宝排出多余奶液的自然方式。出现这种情况时无须担心。但是妈妈应该监测这种情况的发生频率，必要时把宝宝的奶量减少1~2盎司（30~60毫升）。

有一种吐奶更加吓人，叫"喷射性吐奶"，吐出的量更大，而且喷射力度很强，水平距离能喷出4~6英尺（1.2~1.8米）远。喷射性吐奶不是一种具体诊断性结果或疾病名称，而是一个与溢奶相区别的描述性用语。溢奶的力度远比喷射性吐奶小，而且吐出的奶量只有几滴。虽然每个宝宝都可能偶然出现一两次喷射性吐奶，但是经常出现喷射性吐奶预示着问题较为严重。这可能是胃食管反流的征兆（见第八章），也可能预示着肠道感染。如果宝宝经常把喝下的奶液呕吐出来，他就无法摄入充足的热量以供正常生长所需，而且很快会脱水。这时，正确诊断和治疗非常重要。

拍嗝的挑战

在出生后的第一周里，宝宝通常会睡得很多，这有时会给拍嗝带来困难。如果你已经拍了5分钟，宝宝还是没有打嗝，只想睡觉，那就把他放在婴儿躺椅里，先不要放在婴儿床上。重力能够使奶液往下走，让气泡消散。每次喂奶后——前半夜和后半夜的两顿奶除外，先让宝宝在婴儿躺椅里待上10～15分钟，这样有助于防止奶液逆行反流到食管中。把新生儿的床头垫高一两英寸（2.5～5厘米），可能也有帮助，特别是对于轻度反流而言。具体方法是在宝宝床头的两条床腿下各垫一本书或是一块木板。

打嗝

即使你的拍嗝技术再高超，有时候也仍会有一些气体困在宝宝的胃或肠道里，这会招致两种结果：打嗝或放屁。遗憾的是，大多数宝宝有了放屁的感觉时，反而会收紧肛门，使得气体无法正常排出，结果让他自己很不舒服。为了帮助宝宝缓解不适，让他趴卧在床上，弯曲膝盖贴近胸部，或是让他仰躺在你胸前，然后帮他屈膝靠近胸部。

每个宝宝偶尔都会打嗝，但是有的宝宝打嗝更加频繁，每天都打。有的宝宝在妈妈的子宫里就开始打嗝了。宝宝出生后，打嗝是正常现象。父母可能会为此感到烦躁，但是宝宝自己不会觉得不舒服。打嗝可能持续5～30分钟。具体原因科学上还没有定论，但大多数证据指向了喂养。如果你注意到新生宝宝每次喝奶后都会打嗝，可以尝试稍稍减少每顿的奶量（包括配方奶和母乳），同时略微增加喂养频次，然后观察宝宝的打嗝情况是否有所改善。还有一个解决方法是通过拍嗝来缓解打嗝。采用竖抱拍嗝姿势，轻拍宝宝的背部。一旦胃中多余的气体被释放出来，打嗝就会停止。

忙完这头儿忙那头儿

一边关注上面出来的（拍嗝），一边关注下面出来的（粪便），新父母忙完了这头儿，就要忙那头儿。注意，母乳喂养宝宝的粪便和配方奶喂养宝宝的粪便并不相同。在最初的日子里，母乳喂养的宝宝可能一吃就拉，或者每天排便数次。排便频繁表示排泄系统畅通，它还表示妈妈的母乳供给量是充足的。宝宝的粪便通常是黄色的，质地像白软干酪。在第一周内，新生儿粪便会完成从棕色糊状便到芥末黄色稀便的过渡，略带甜味，里面可能还有奶瓣。对于纯母乳喂养的宝宝来说，黄便是健康的标志。过了最初的1周后，每天排便2~5次或更多次，以及每天能尿湿7~9片纸尿裤，是宝宝获得充足的奶量，能够满足健康生长所需的标志。纯配方奶喂养的宝宝粪便成型，颜色从浅棕色到金黄或黏土色不等，气味比母乳喂养宝宝的粪便更加强烈。

满1月龄左右时，纯母乳喂养宝宝的排便次数开始减少，从每天数次减少到每天1~2次。到了2月龄，纯母乳喂养的宝宝可能会一连几天不排便，这种现象并不少见。我们收到过很多父母的来信，其中有位妈妈曾这样说："我儿子刚出生那会儿，我发现他一吃就拉；然后慢慢地变成一天拉几次；接下来是一天拉一次；后来是隔几天拉一次。3～4月龄间，他形成了一个新的'正常'排便规律，每5天一次。'正常'仅指排便规律而已，对我儿子来说是正常的，对他的哥哥姐姐来说是不正常的。每个宝宝的身体状况都不同，都有自己独一无二的排便模式。"

在最初的两三周里，纯配方奶喂养的宝宝通常每天排便3～5次。在1～2月龄间，减少到每天1次，或是每隔2～3天排便1次。粪便颜色可能是黄色、棕色或是浅棕色，质地通常被描述为"类似花生酱"。

不管你的宝宝是母乳喂养还是配方奶喂养，你会逐渐了解宝宝的正常粪便是什么样的。关键是确保你的宝宝经常排便，并注意观察粪便的颜色和质地。不管用哪种喂养方式，宝宝的粪便质地都应该是软的。

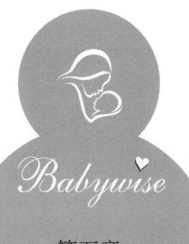

Babywise

第五章

管理宝宝的
一日生活

在本书前几版里，我们把**父母引导式育儿法**定义为"24小时内婴儿管理策略"，旨在一方面帮助父母顺应宝宝的需求，另一方面帮助宝宝顺应家里其他人的需求。这个定义里有两个相关概念："24小时"和"管理"。"24小时"代表宝宝的一天，"管理"表示父母要积极参与宝宝的一天——父母是管理者。但是，父母具体应该管理什么呢？简要回答是，管理宝宝不断变化、不断增长的需求。

宝宝从诞生伊始就有了营养、睡眠、认知发展、爱和安全感等方面的基本需求。随着宝宝慢慢长大，他的需求类型并没有改变，但是需求满足方式发生了变化。这就是挑战所在。怎样帮助宝宝建立起可预知的生活规律，同时这个规律又要有足够的灵活性，能满足他不断发展变化的"喂养—清醒—睡眠"需求？

要找到答案，要先明白**灵活性**（flexibility）一词的真正含义。它的词根是"柔韧的"（flexible），意思是"弯曲后不会折断"。柔韧、灵活的物品本身具有特定形状，但是可以被弯曲或拉伸，而且之后能恢复原状。其中，能够恢复原状是柔韧性或者说灵活性的最关键元素。最初几周是形成规律的关键期，这时你需要培养宝宝的生活规律，这一点非常重要，灵活性太大，就难以形成规律。因此，拥有**灵活性**的前提，是先建立起宝宝的一日生活规律。

宝宝的三大类活动

在宝宝的一日生活中，有三大类活动，分别是**喂养**、**清醒**和**睡眠**。这三大类活动会一直持续到宝宝1岁时。当然，这三大类活动会不断发生变化。父母面临的挑战是，如何判断变化将在何时到来，以及应该如何应对这些变化。我们将从以下几个方面系统地论述这个话题。

首先，依次描述宝宝满1周岁前的"喂养—清醒—睡眠"模式变化，说明变化会在何时到来，以及在每个变化到来时父母应该怎样相应地调整宝宝的生活规律。

其次，回顾与前12周喂养、清醒、睡眠活动相关的具体指南。

最后，介绍管理宝宝一日生活规律的一般原则。

先介绍**合并原则**。

了解合并原则

在早期育儿生活情境下，使用"合并"一词非常贴切，因为它准确地描述了宝宝1岁前的变化情形。父母要做的管理工作，就是把宝宝的两个相邻成长阶段的需求变化合并起来。要清楚地

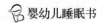

描述这个概念，需要举例说明。

时间表样例

第1~2周一日活动

早晨	7:00 _____ _____	1. 喂奶、换尿布、清洁小屁股 2. 清醒：极其短暂 3. 小睡
上午	9:30 _____ _____	1. 喂奶、换尿布、清洁小屁股 2. 清醒：极其短暂 3. 小睡
中午	12:00 _____ _____	1. 喂奶、换尿布、清洁小屁股 2. 清醒：极其短暂 3. 小睡
下午前半段	14:30 _____ _____	1. 喂奶、换尿布、清洁小屁股 2. 清醒：极其短暂 3. 小睡
下午后半段	17:00 _____ _____	1. 喂奶、换尿布、清洁小屁股 2. 清醒：极其短暂 3. 小睡
晚上	20:00 _____ _____	1. 喂奶、换尿布、清洁小屁股 2. 清醒：极其短暂 3. 小睡
前半夜	23:00	喂奶、换尿布、开始夜间睡眠 （让宝宝自然醒来，但是在头4周里，晚上不要让宝宝一觉连睡4小时以上）
后半夜	1:30	喂奶、换尿布，然后立即放回婴儿床 （通常在后半夜1:00—2:30之间）
凌晨	4:00	喂奶、换尿布，然后立即放回婴儿床 （通常在凌晨3:30—5:00之间）

注意看上页的新生儿作息时间表样例。表中共有9个"喂养—清醒—睡眠"周期，均匀分布在24小时里。从一次喂养开始之时，到下次喂食开始前，算作一个周期。每个周期持续时间约为2.5小时，这符合新生儿的基本营养需求和睡眠需求。一天里有9个周期，这听起来很累人（实际上也的确非常累人），但这是必要的——不过也是暂时的！（说明：本章所列时间表里的具体时间点，只是为了举例方便。例如，我们把"早晨第一顿奶"定在7:00，但我们也知道你的宝宝很可能是早晨6:00吃奶，也可能是8:00，或者是6:00和8:00之间的任何时间。可以根据宝宝的具体需求，对时间表做出具体调整。）

现在让我们看看12～13月龄宝宝的"喂养—清醒—睡眠"周期。变化多么显著！

时间表样例
第48～52周一日活动

早晨	7:00 _____ _____	1. 喂养：早餐 2. 清醒时间的活动 3. 小睡
中午	11:30 _____ _____	1. 喂养：午餐 2. 清醒时间的活动 3. 小睡
下午	15:00—16:00 _____ _____	1. 小睡后的加餐 2. 清醒时间的活动 3. 和家人共进晚餐 4. 傍晚的清醒时间的活动
晚上	20:00	夜间睡眠

对比前后两个时间表，就会发现，两者差别非常明显。最显著的一点是，新生儿时间表里有9个"喂养—清醒—睡眠"周期，但是到了1周岁时，已经减少到3个较长的"喂养—清醒—睡眠"周期（分别对应早餐、午餐和晚餐）。其余6个周期哪里去了？在宝宝的生长发育过程中，这些周期一个接一个依次合并。9个周期递进为8个，8个递进为7个，7个递进为6个，以此类推，直到宝宝的一日生活规律中只剩下3个周期：早餐、午餐和晚餐。

采用父母引导式育儿法的父母最急于解决如下3个迫切问题。

- 应该关注哪些变化？

- 这些变化会在何时到来（平均时间）？

- 父母需要做出哪些调整？

关于每个合并过渡期的具体时间，每个宝宝都不尽相同。我们知道合并开始的平均时间，但是无法明确指出，你的宝宝的确切时间点是什么。不过，跟大月龄相比，最初几周和几个月里的几个合并时间点，具有一定的可预知性。

合并次数同样重要。大多数采用父母引导式育儿法的新生宝宝一天内平均有9个周期，但是，有些妈妈更偏向于10个"喂养—清醒—睡眠"周期。还有的宝宝一出生就自然地调整到8个周期。对于不同的家庭而言，最合适的周期数不同，但合并的原则都是一致的。这里有几个一般指导原则，可以帮助父母管理各个"喂养—清醒—睡眠"周期的合并。

指导原则：怎样合并"喂养—清醒—睡眠"周期

　　合并原则一：素质和能力。妈妈不能单凭主观臆断来决定何时戒掉一顿奶，或是调整白天小睡时间，做决定的依据必须是宝宝身体上已经具备了相关素质和能力，能够适应这一调整。比如，2周龄宝宝还不具备连续8小时不喝奶或是睡整夜觉的能力，因此，在这个时间点上，妈妈不应该考虑戒掉夜奶。

　　合并原则二：周期时长存在差异。在最初的几周里，每个"喂养—清醒—睡眠"周期的持续时间大体一致。但是，每个周期渐渐都会形成自己的特性。例如，对于4月龄宝宝来说，第一个"喂养—清醒—睡眠"周期可能会持续2.5小时，但是第二个周期可能会长达3.5小时。等到6月龄时，一切又发生了变化。某个周期的时长变化取决于宝宝的月龄、他的个性化需求以及具体时段。

　　合并原则三：首尾两顿奶时间固定。不管合并的是哪两顿奶，在调整宝宝的一日规律时，每天第一顿奶总能影响全局。如果早晨第一顿奶的时间不固定，即使3小时喂养间隔没有变，每天的规律仍然会不同。这对宝宝和妈妈都不是好事。第一顿奶可以有一定的灵活性，但是差异应控制在20分钟以内。记住，规律形成之后，才能允许灵活性。妈妈会体会到时间一致性的好处，因为这样一来，她就可以围绕宝宝的喂养需求和睡眠需求来规划自己的一日活动。

　　等到宝宝能一夜连睡8小时了，每天的第一顿奶和最后一顿奶将具有战略性意义，影响着全局。不管每个周期时长3小时、4小时，还是4.5小时，所有"喂养—清醒—睡眠"周期都要落在首尾两次关键的喂养时间点之间，因此，首尾两顿奶的时间一定要具有一致性。

合并原则四：尊重个体差异。所有宝宝都会经历同样的合并过程，但可能不在同一时间点上。例如，科里6周龄开始夜间一觉连睡8小时，而住在小镇另一端的安娜10周龄才开始能一觉连睡8小时，前后相差4周。但是，12周龄时，安娜晚上一觉连睡12小时，而科里1岁前一觉始终没超过10小时。这两个宝宝都经历了同样的两次合并过程（戒掉前半夜和后半夜的两顿奶），但是合并发生的时间不同，这源自两个宝宝各自的睡眠需求。

合并原则五：前进两步，后退一步，在后退中前进。有时，"喂养—清醒—睡眠"周期的合并是突然发生的，一天就固定下来，形成新规律。但是，大多数合并需要4~6天才能形成"新常态"。例如，6周龄时，宝宝晚上开始能一觉连睡5~6小时。7周龄时，宝宝一觉可以睡上7小时，可是这个现象只持续了几个晚上，然后又倒退回一觉连睡5小时。再后来，他渐渐地开始一觉连睡8小时，然后是10小时甚至更久。前进两步，再后退一步，这是周期合并过程中的常见现象。

合并原则六：适用范围。以上原则对于配方奶喂养宝宝和母乳喂养宝宝同样适用。

从原则到实践

哪些成长阶段的"诱导因素"预示着时机已经成熟，两个周期可以合而为一呢？对于采用父母引导式育儿法的宝宝来说，大多数"诱导因素"都是可以预知的，按照时间先后顺序分别落在某个时间段内。第一年里共有7次重要的过渡性合并，相应地，父母需要关注七大诱导因素。

第一次合并：3～6周龄

大多数宝宝开始时半夜要喝两次奶，比如后半夜2:00和凌晨5:00各一次。3～6周龄的某个时间点上（大多在3～4周龄），采用父母引导式育儿法的宝宝半夜睡眠时间开始延长，从一觉3小时延长到3.5～4小时。结果是，他们开始把后半夜2:00和凌晨5:00这两顿奶合而为一，改为凌晨3:00吃一顿"夜奶"。第一次合并图示如下。

```
              ┌ 后半夜2:00一顿夜奶 ┐
3～4周龄 ──┤                      ├──→ 合并为凌晨3:00一顿夜奶
              └ 凌晨5:00一顿夜奶 ──┘
```

这次合并把24小时内的9个"喂养—清醒—睡眠"周期缩减到8个。在这个时间点上，大多数采用父母引导式育儿法的宝宝从前半夜11:00一觉睡到凌晨3:00。这时，他们醒来吃母乳或配方奶，然后接着睡到早晨6:30—7:00。夜间一觉睡4小时是现在的"新常态"。恭喜你，只剩下6次合并了！（注意，对于早产儿来说，这次合并的发生时间略晚些，推迟的时间与宝宝早产孕周数成正比。）

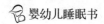

时间表样例：第一次合并后

第3~6周一日活动

早晨	7:00 _____ _____	1. 喂养 2. 清醒时间：极其短暂 3. 小睡
上午	_____ _____ _____	1. 喂养 2. 清时间：极其短暂 3. 小睡
中午	_____ _____ _____	1. 喂养 2. 清醒时间：极其短暂 3. 小睡
下午前半段	_____ _____ _____	1. 喂养 2. 清醒时间：极其短暂 3. 小睡
下午后半段	_____ _____ _____	1. 喂养 2. 清醒时间：极其短暂 3. 小睡
晚上	20:00 _____ _____	1. 喂养 2. 清醒时间：极其短暂 3. 小睡
前半夜	_____	喂养，把宝宝放回小床 （允许宝宝自然醒来，但是头4周里夜间不要让他一觉连睡4小时以上）
后半夜	_____	喂养，把宝宝放回小床 （通常在半夜1:00—3:00之间）

　　第一次合并后，如何调整宝宝的一日生活规律。白天的"喂养—清醒—睡眠"规律不需要做出重大调整。妈妈会注意到，宝宝的清醒时间开始延长，但是总的来说"喂养—清醒—睡眠"周期没

有明显变化。大多数宝宝的规律仍然是2.5~3小时一个周期。

第二次合并：7~10周龄

在7~10周龄间，大多数采用父母引导式育儿法的宝宝后半夜都不再喝奶了，开始能夜间一觉连睡8小时，于是一天8个周期变成7个。宝宝的每日热量摄入总量并没有减少，只是摄入时间变了。白天喝奶量增加，特别是早晨第一顿奶。

如果你不确定宝宝夜间能够连睡几小时不喝奶，可以参考这个一般原则：对于大多数宝宝来说，5周龄后，每过1周，夜间连续睡眠时间延长1小时。平均而言，健康的5周龄宝宝可以夜间一觉连睡5小时无须进食。7周龄宝宝可以夜间一觉连睡7小时。

第二次合并后，如何调整宝宝的一日规律。合并了后半夜那顿奶后，妈妈就需要调整宝宝白天的规律了。在宝宝能睡整夜觉前，每隔3小时喂养一次，8顿奶刚好排满24小时这个大周期。但是，一旦宝宝开始睡整夜觉，从算术上就很难安排时间。新数字是这样的：24小时减去8小时夜间睡眠，还剩16小时，要分配给一天7顿奶。如果喂养间隔均等，每2.5小时喂养一次。但是这个间隔看起来反而倒退了。妈妈应该怎样做？

实际情况是，有的喂养间隔不到2.5小时。我们先思考一下以下3个例子。

- 因为过于繁忙，在下午后半段的那次哺乳中（16:00—18:00），许多母乳喂养妈妈会出现母乳不足，乳汁分泌量和母乳质量都跟不上。结果是，不到2小时就需要喂傍晚那顿奶了。

- 在生长高峰期，喂养间隔会比常规时间短些。
- 前半夜那顿奶落在20:30到午夜之间，有些妈妈会在20:30喂一次奶，22:30再喂一次。这时，间隔2小时就喂是个非常实用的决定，因为这样一来，妈妈就可以早点上床休息，而且不会干扰宝宝的夜间睡眠。

现在让我们回到正题，继续讨论第二次合并后难以安排喂养时间这个问题：妈妈需要在16小时里安排7顿奶。对此，我们的建议如下。

首先，**确定早晨第一顿奶的时间**。对于这顿晨奶，你计划维持原时间，还是想换个时间？怎样做都行，但是要决定好。如果早晨第一顿奶时间推后了，你可能需要把前半夜那顿奶推迟到午夜。你能接受这个安排吗？

其次，不管你上面的决定是什么，从早晨第一顿奶到前半夜最后一顿奶，**一天安排7顿奶**。

最后，别忘了前面提过的**首尾两顿奶时间固定**原则。在重新安排宝宝的一日生活时，妈妈必须把另5个"喂养—清醒—睡眠"周期安排在早晨第一顿奶和前半夜最后一顿奶之间。但是，这5个周期的时长不必均等（实际上多半也不会均等），有的周期长些，有的周期短些。每个妈妈需要自己决定怎样做最适合她和她的宝宝。

第二次合并后，时间表样例将会变成下面这样。

时间表样例：第二次合并后
7～10周龄一日活动

早晨	6:30—7:00 _____ _____	1. 喂养 2. 清醒时间 3. 小睡
上午	9:30 _____ _____	1. 喂养 2. 清醒时间 3. 小睡
中午	12:30 _____ _____	1. 喂养 2. 清醒时间 3. 小睡
下午前半段	15:30 _____ _____	1. 喂养 2. 清醒时间 3. 小睡
下午后半段	17:30—18:00 _____ _____	1. 喂养 2. 清醒时间 3. 小睡
晚上	20:00—20:30 _____	1. 喂养 2. 小睡
前半夜	22:30—23:00	喂养，开始夜间睡眠

第三次合并：10～15周龄

在这一时期，大多数采用父母引导式育儿法的宝宝能够戒掉前半夜那顿奶，开始一觉连睡10～12小时（10～12小时是个时间范围，反映了宝宝的个性化睡眠需求）。这时，7个周期减少到6个。早晨第一顿奶的时间不变，如果有必要，也可以改变，以适应妈妈或整个家庭的需要。晚上最后一顿奶的时间是可以预知的，因为它应该在第二天早晨那顿奶之前的10～12小时。

但是，母乳喂养的妈妈需要考虑自己的泌乳量。宝宝夜间一觉连睡10小时以上，可能无法刺激妈妈的乳房分泌充足的乳汁。不是所有妈妈都会受影响，但是有些妈妈确实会，特别是年龄接近35岁或是35岁以上的妈妈。因此，如果你采用母乳喂养宝宝，我们推荐你保留前半夜22:00或23:00那次哺乳。有些妈妈会再坚持四五个月。

时间表样例：第三次合并后
10～15周龄一日活动

早晨	6:30—7:00 _____	1. 喂养 2. 清醒时间 3. 小睡
上午	9:30 _____	1. 喂养 2. 清醒时间 3. 小睡
中午	12:30 _____	1. 喂养 2. 清醒时间 3. 小睡
下午前半段	15:30 _____	1. 喂养 2. 清醒时间 3. 小睡
下午后半段	17:30—18:00 _____	1. 喂养 2. 清醒时间 3. 小睡
晚上	20:30—21:00 _____	喂养，开始夜间睡眠

第三次合并后，如何调整宝宝的一日生活。假设宝宝夜间一觉连睡11小时，第一顿奶在早晨7:00，最后一顿奶在20:00左右，那么妈妈需要在白天安排4顿奶。这一时期，宝宝的清醒时间明显延长，不过与上一阶段相比，每次小睡时长并没有增加，因为他在夜间已经获得了大量睡眠。这个阶段会一直持续到开始添加辅食。辅食添加通常开始于18～24周龄间的某个时间。

第四次合并：16～24周龄

这一时期，许多采用父母引导式育儿法的宝宝上午清醒时间延长了，早晨和上午这两顿奶开始合二为一。这次合并，让一天6个"喂养—清醒—睡眠"周期变成了5个。结果是，早餐和午餐中间只剩下一个"喂养—清醒—睡眠"周期。不过午餐时间可能会提前半小时。在这段时间里，有必要添加一些辅食，这也可能会影响一个周期里各项活动的时间安排。《婴幼儿养育法》将会详细阐释辅食添加是怎样影响"喂养—清醒—睡眠"周期的。

关于"梦之哺乳"（母乳喂养妈妈可能需要在22:30—23:00喂一次奶，称之为"梦之哺乳"）的说明。妈妈们一般都会问，前半夜的睡前奶和"梦之哺乳"的发生时间差不多，这两顿奶有区别吗？有区别！前半夜睡前奶能够为宝宝提供身体所需的必要营养，是前3个月宝宝时间表里不可或缺的一部分。而"梦之哺乳"稍后一些才出现，这顿奶的目的不是因为宝宝需要摄入这份热量，而是为了帮助妈妈维持泌乳量。不是所有妈妈都需要这顿"梦之哺乳"，但是年龄越接近35岁，需要它的可能性就越大。

时间表样例：第四次合并后
16～24周龄一日活动

早晨	7:00 _____ _____	1. 喂养 2. 清醒时间 3. 小睡
上午后半段	_____ _____ _____	1. 喂养 2. 清醒时间 3. 小睡
中午	12:30 _____ _____	1. 喂养 2. 清醒时间 3. 小睡
下午后半段	_____ _____	1. 喂养 2. 清醒时间*
晚上	_____ 20:00—20:30	1. 晚上的清醒时间 2. 喂养，开始夜间睡眠

*注意看下午后半段的清醒时间，它一直延伸到晚上，最后以睡前奶结束。在这个"喂养—清醒—睡眠"周期里，两次进食之间没有整块的小睡时间，但是有时候宝宝会睡上30～40分钟，具体取决于下午后半段这个周期是从什么时候开始的。我们把这次短暂的睡眠称为"小盹儿"。

第五次合并：24～39周龄

在20～28周龄间，由于添加了辅食，再加上傍晚的那次小盹儿，出现了"喂养—清醒—睡眠"周期的半个合并。（小盹儿是一种过渡性的小睡，比常规小睡时间短，但仍然是必要的。）宝宝下午不需要睡个完整的小觉，但是在下午到晚上入睡前的这段

时间表样例：第五次合并后

24～39周龄一日活动，打小盹儿

早晨	7:00 _____ _____	1. 喂养 2. 清醒时间 3. 小睡
上午后半段	_____ _____ _____	1. 喂养 2. 清醒时间 3. 小睡
下午前半段	_____ _____ _____	1. 喂养 2. 清醒时间 3. 小盹儿*
下午后半段/ 晚饭时间	_____ _____	1. 喂养 2. 清醒时间
晚上	_____ 20:00—20:30	1. 傍晚清醒时间 2. 喂奶、开始夜间睡眠

*通常在晚饭时间附近（17:00—18:00）。

时间里又需要休憩片刻，于是他就会打个小盹儿。小盹儿可能会持续30分钟到1小时，时间在下午后半段，通常是晚饭时间。从完整的小睡过渡到小盹儿，不会减少一个"喂养—清醒—睡眠"周期，但处于过渡时期。

对采用父母引导式育儿法的宝宝来说，一般在24～39周龄，第三次小睡会过渡为小盹儿。小盹儿持续时间跨度很大，这反映了不同宝宝之间的巨大差异。这个时间跨度，就是小盹儿这个可预知行为的正常范围。有的宝宝很早就开始下午不必完整地睡个小觉了，而是打个小盹儿。也有的宝宝28周龄时仍然每天需要3次小睡。这一事实再次表明，每个宝宝都是不同的。在宝宝放弃第三

次完整的小睡后，他白天的每个"喂养—清醒—睡眠"周期持续3.5~4.5小时不等，具体取决于宝宝的个性化需求以及具体时段。

第六次合并：28 ~ 40 周龄

在这一时期的某个时间点上，大多数采用父母引导式育儿法的宝宝下午后半段不再打小盹儿，一天5个周期变成了4个。这时，需要重新调整白天的活动。这4个周期包括早餐、午餐、晚餐和睡前奶。

需要注意的是，**第五次和第六次合并**之间的时间跨度很大。

时间表样例：第六次合并后

28 ~ 40周龄一日活动，不打小盹儿

早晨	7:00-8:00 —————— ——————	1. 喂养 2. 清醒时间 3. 小睡
中午	—————— —————— ——————	1. 喂养 2. 清醒时间 3. 小睡
下午后半段	—————— —————— —————— ——————	1. 喂养* 2. 清醒时间 3. 和家人一起吃晚餐** 4. 傍晚清醒时间
晚上	20:00	喂奶、开始夜间睡眠

*这一餐，宝宝吃婴儿米粉、蔬菜泥或水果泥。

**宝宝和全家人一起用餐，吃的是清淡的点心。（这一餐更接近加餐，不是宝宝的正餐。）

前面我们举过科里和安娜的例子，介绍了他们的夜间睡眠变化趋势。科里于31周龄放弃小盹儿，向**第七次合并**进发。但是安娜39周龄前一直没有放弃小盹儿，39周龄后才开始第七次合并。这两个宝宝睡眠需求不同，具体表现也就不同，但是他们放弃小盹儿的时间都在正常范围内。

第七次合并：46～52周龄

这一时期，宝宝不再需要喝睡前奶。他可能会喝一杯配方奶、母乳或果汁，但是不需要喝整整一瓶奶了。恭喜你！从每天9个"喂养—清醒—睡眠"周期到现在，你已经走过了漫长的路程。

时间表样例：第七次合并后
46～52周龄一日活动

早晨	7:00 ——— ———	1. 喂养 2. 清醒时间 3. 小睡
中午	——— ——— ———	1. 喂养 2. 清醒时间 3. 小睡
下午后半段	16:00-17:00 ——— ——— ———	1. 小睡后的加餐 2. 清醒时间 3. 和家人共进晚餐 4. 傍晚清醒时间
晚上	20:00	开始夜间睡眠

具体指南：喂养和清醒时间

在上一节中，我们介绍了第一年里的所有过渡变化。这一节，我们将回到宝宝出生后的前12周，为读者提供有关喂养时间、清醒时间和睡眠时间的具体建议。

前 12 周的宝宝喂养指南

指南1：在宝宝出生后的第1周里，别忘了新生儿喜欢睡觉，而贪睡的宝宝容易零散着吃奶：一会儿吃点儿，过一会儿再吃一点儿。需要提醒的是，一系列密集式喂养加在一起，不等于饱足喂养。宝宝需要进食，母乳喂养妈妈也需要饱足喂养所给予的泌乳刺激。

指南2：对于新生儿来说，清醒时间包括喂奶、拍嗝、换尿布以及拥抱和亲吻，共30分钟左右。接下来宝宝就睡着了，一次小睡持续1.5~2小时。加在一起，一个"喂养—清醒—睡眠"周期平均是2.5小时，然后进入下一个周期。

指南3：大约在宝宝出生后的第3周里，每次喂养后的清醒时间开始延长。渐渐地，宝宝的清醒时间越来越长，喂养结束后还能清醒30分钟。平均而言，清醒时间之后是1.5~2小时的小睡时间。

指南4：到了6周龄，喂养时长仍然是30分钟左右，清醒时间开始延长到30~50分钟，之后是1.5~2小时的小睡。到了12周龄，清醒时间可能会长达60分钟或更长一些。

怎样合并或戒掉一顿奶

宝宝之所以会戒掉一顿奶，是因为他一觉睡得更久了，或者是清醒时间延长了。需要提醒的是，戒掉一顿奶是合并过程的一部分，需要相应地调整宝宝的一日生活规律。理论上一切都比较简单，但是在实践中宝宝往往需要一些帮助。这就是体现集体智慧的时候了，以下是来自有经验的妈妈们的建议，久经考验，供你参考。

建议1：怎样戒掉后半夜那顿奶。在7~10周龄，大多数采用父母引导式育儿法的宝宝会主动放弃后半夜那顿奶。他们会在某个晚上突然一觉睡到第二天早上。有的宝宝则是逐渐递进，慢慢延长前半夜那顿奶（22:30—23:00）与后半夜这顿奶的间隔，直到后半夜那顿奶与第二天早晨那顿奶合二为一。

但是，有时候不是宝宝主动，而是妈妈希望宝宝能做出调整，一觉连睡8小时，但是宝宝不愿意配合。宝宝具备这个素质和能力，但有时他需要一点外在的推动，因为他内在的"睡眠—清醒"生物钟出了点问题。如果他连续3个晚上在同一时间醒来，前后不差5分钟，那就说明他的生物钟出了问题。

要解决这个问题，有几个方法。

方法1：让宝宝自我安慰，重新入睡，父母不直接干预。父母可以通过婴儿监护器观察宝宝的情况，同时隔一段时间去看一下宝宝，也许再轻轻拍拍他的背，让他知道你就在附近。除此之外，不要有其他举动，给宝宝机会学习自己重新入睡。一般来说，宝宝会哭一会儿，但是经过三四个晚上，宝宝的"睡眠—清醒"生物钟调节好了，他就能一觉睡到第二天早上。

方法2：妈妈主动把前半夜那顿奶推迟到23：00左右或是午夜。等到宝宝能一觉睡到第二天早上了，妈妈可以再把前半夜那顿奶的时间分成几次调回去，一次提前15～30分钟，直到妈妈觉得时间合适了为止。

方法3：逆向调整。这是终极手段。如果宝宝每晚后半夜2：00必醒，妈妈可以"先下手为强"，提前15～30分钟叫醒他喂奶，也就是1：30左右。如果宝宝吃完奶能一觉睡到第二天早上，那么两三天后再提前半小时叫醒他喂奶，也就是1：00左右。以此类推，继续逆向调整这顿夜奶的时间，直到你觉得时间合适为止。怎样才能知道你的努力有没有效果呢？看宝宝是否能从这顿夜奶之后一直睡到第二天早上。

帮助宝宝培养新的睡眠规律，重在坚持。要相信你和宝宝都能达到既定目标，成功之后你们两人都是受益者。

建议2：怎样戒掉前半夜那顿奶。这顿奶大约在3月龄戒掉，通常是最难戒的一顿。父母已经习惯了宝宝一夜安睡，有时会不愿意戒掉前半夜这顿奶，担心这样宝宝后半夜会醒。如果你的宝宝对这顿奶兴趣不大，或是不愿醒来吃这顿奶，就充分说明他已经准备好放弃这顿奶了。

戒掉这顿奶的方法是逐渐调整其他几顿奶的时间。例如，下午后半段那顿奶在18：00左右，尝试21：30喂下一顿，坚持两三天。然后把这顿奶提前到21：15或21：00，再坚持两三天。按照这种方法，逐渐提前这顿奶的时间，直到你觉得宝宝此时开始夜间睡眠最合适为止。戒掉前半夜这顿奶，往往会让前面两顿奶的间隔缩短到3小时以内。别忘了每天最后一顿奶至关重要，因此，你无须纠结。

第一个月的睡眠指南

叫醒宝宝喂奶。什么情况下应该叫醒宝宝喂奶？什么情况下应该让宝宝继续睡？如果宝宝白天一觉睡得太久，一个周期时长会超过3小时，你应该主动叫醒他喂奶。父母的此类干预是必要的，这样才能帮助宝宝建立稳定的消化代谢模式，帮助他调整睡眠模式以形成具有可预知性的规律。3小时周期的标准有个例外，即前半夜和后半夜的两顿奶之间的这个周期。在第一个月里，宝宝夜间可能会给爸爸妈妈连续休息4小时的机会，但是你不能让宝宝连睡4小时以上。如果满4小时了，就要叫醒宝宝喂奶，然后再把他放下继续睡觉。不满4周龄的宝宝还太小，不能连续4小时以上不吃奶。

前3个月的清醒时间指南

在宝宝出生后的前2周，除了喂养时间外，他可能没有单独的清醒时间了。喂养时间就是宝宝的清醒时间，新生儿就是如此，他小小的身体很快就会被睡眠征服。

满2~3周龄后，大多数宝宝形成了可预知的"喂养—清醒—睡眠"规律。这时，你和宝宝已经登上新一级台阶。一旦你们熬过了充满全新体验的最初两三周，宝宝的作息开始有了规律，你们的生活也会随之稳定下来。在最初2周里，宝宝的一个"喂养—清醒—睡眠"周期是怎样的？

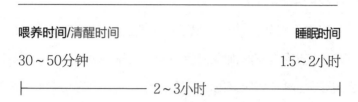

0~2周龄

喂养时间/清醒时间　　　　　　　　　　　　睡眠时间

30~50分钟　　　　　　　　　　　　　　　1.5~2小时

├──────── 2~3小时 ────────┤

请注意，这里的清醒时间用的是浅灰色字体。这表示，在第1周里，喂养时间和清醒时间是重合的。这里标注的30~50分钟包括喂奶、换尿布、拍嗝和其他必要的清洁时间，当然还有拥抱和亲吻。喂养时间结束后马上进入睡眠时间，睡眠时间通常持续1.5~2小时。这样，一个"喂养—清醒—睡眠"周期时长是2~3小时。接下来进入下一个周期。请注意看，3~5周龄时周期发生了微妙的变化。

3~5周龄

喂养时间　　清醒时间　　　　　　　　　　睡眠时间

30~60分钟　0~30分钟　　　　　　　　　1.5~2小时

├──────── 2.5~3小时 ────────┤

第三周左右，你会发现清醒时间开始逐渐独立出来，最长可能持续30分钟。这不是说宝宝的清醒时间是30分钟，而是说除去喂奶时间后，清醒时间可能长达30分钟。清醒时间过后通常是1.5～2小时的小睡时间。一旦建立了健康的睡眠习惯，宝宝的清醒时间就会随之延长，这时宝宝在清醒时间里的警觉程度已达到新的高度。父母需要花些心思加以规划。

到了第六周，宝宝的清醒时间已经非常独立，同时喂养时长更加确定。

6～12周龄

喂养时间	清醒时间	睡眠时间
30分钟	30～60分钟	1.5～2小时

├─────── 2.5～3.5小时 ───────┤

清醒时间过后通常是1.5～2小时的小睡时间，具体时长取决于宝宝的个性化睡眠需求。到了12周龄，清醒时间可长达60分钟，甚至更久。到那时，你的宝宝应该能睡整夜觉了，24小时内喂养次数会减少1次。

但是，随着清醒时间开始延长，宝宝的"喂养—清醒—睡眠"程序可能会出现一种微妙的负面变化，对此，你必须严防死守，全力加以抵制，不要让"清醒—喂养—睡眠"这个顺序代替已经建立起来的"喂养—清醒—睡眠"程序。这种微妙的顺序调整是在下面这类情况下发生的。妈妈正在给7周龄宝宝喂奶，可是今天宝宝没清醒多久就睡着了。宝宝的这次小睡也比平时短，醒来时还不饿，所以不大想吃奶。为了保持时间表不变，妈妈会把喂养时间推后20～30分钟。结果是，宝宝刚刚醒来、精神头儿十足的时候没有进食，清醒时间过后，宝宝才开始吃奶，可是这时他已经犯困，无法高效进食了。

如果这种情况只发生一两次，不是大问题。但要注意，尽管这种变化很微妙，如果时不时就出现，即便只持续了几天，宝宝的规律也会变成"清醒—喂养—睡眠"周期。这个规律是有问题的，清醒时间不足会导致睡眠不足，表现为小睡时间缩短；小睡时间缩短导致喂养效率低下：一切就乱套了。因此，在前几个月里，喂养时间要安排在睡眠时间之后，而不是放在清醒时间之后。

一般指南：具体情况具体分析

具体情况具体分析！理解这句话的实际含义，对你的整个育儿旅程会大有裨益。考虑当时的具体情形，能让你根据此刻的实际情况做出最好的决定。具体情况具体分析，既能让父母正确应对眼前的问题，又不会使长期目标受到威胁。让我们来举几个具体情况具体分析的例子，借此说明父母引导式育儿法的灵活性。

举例1：2周龄宝宝正在满足地睡着，这时哥哥在房间里给朋友打了个电话，把宝宝吵醒了。醒过来的宝宝开始哭，可是离计划中的下次喂养时间还有30分钟，妈妈应该怎么办呢？她可以尝试轻轻拍拍宝宝的背或是抱着他，帮他重新入睡。把宝宝放在婴儿弹乐椅里是第二选择。第三选择是喂奶，开启下一轮的"喂养—清醒—睡眠"周期。一定要告诉哥哥，下次弟弟妹妹睡觉的时候，一定要先征得妈妈的同意才能到弟弟妹妹的房间里去。

举例2：你们正在飞机上，这时你不满1岁的小女儿开始大声哭闹起来。你的内心十分挣扎：一个多小时前刚喂过她，你现在该怎么办？解决方案是以他人为重。不能让宝宝的喂养规律凌驾于他人的感受之上。如果怎么逗、怎样哄宝宝都不行，那就喂她。当时的具体情况决定了必须暂时放弃平时的规律。等你们到达目的地后，再相应地调整宝宝的时间表。这就是灵活性。

举例3：你喂完宝宝，把他寄放在育婴室里，计划一个半小时后再来接他。这时，你应该存一瓶配方奶或母乳在育婴室以防万一吗？绝对应该！育婴室工作人员（或保姆）能帮忙照顾你的宝宝，但他们同时还要照顾其他宝宝，所以不应该要求他们严格按照你的时间表来喂养你的宝宝。如果你的宝宝哭闹起来，工作人员应该可以选择给他喂奶。如果你的宝宝一日生活规律已经建立得相当稳固，一周提前几次喂养时间，并不会破坏她的规律。

举例4：你们在开车旅行，已经连开4小时，到了女儿的常规喝奶时间，可是她睡着了，再过40分钟就可以到达目的地。此时你可以选择靠边停车，给宝宝喂奶，也可以等一等，到目的地再喂，然后调整下一个"喂养—清醒—睡眠"周期。

大多数日子是有规律的、可预知的，但有时也需要灵活性，因为特殊情况或意外情况不可避免。如果父母能具体情况具体分析，并灵活应对，以便能兼顾所有人的利益，生活就会轻松些。父母的应对方法是否兼顾了他人的感受，往往决定着宝宝是可爱的天使还是让人烦恼的"小魔鬼"。

◎ 小 结

怎样满足宝宝的喂养、清醒和睡眠需求，在很大程度上反映了你的整体育儿理念。学会培养宝宝的规律，了解如何根据宝宝的成长变化来调整他的一日生活规律，是"需求敏感式"育儿的一部分。父母引导式育儿法的核心是婴儿的三大基本活动：喂养、清醒和睡眠。让宝宝需求和父母的育儿方法两者相互匹配，就是积极主动地爱你的宝宝。

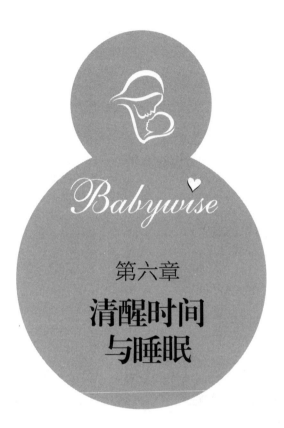

Babywise

第六章

清醒时间
与睡眠

宝宝一天天长大，从出生到半岁，各种细微的变化持续影响着他白天的各个"喂养—清醒—睡眠"周期。这些变化虽小，但是意义重大，尽管在单个具体时刻很难估测，不过变化确实存在，并在不知不觉中推动着宝宝不断成长。父母可能看不出宝宝今天与昨天有什么不同，但父母时刻在影响着变化的发生，这种影响主要在宝宝的清醒时间内起作用。

规划宝宝出生后的最初几个月的清醒时间活动，需要着眼于宝宝快速发育的大脑，以及宝宝对适当感官刺激的需求。部分清醒时间应该用于亲子互动，但是也应该让宝宝拥有独处时间，以便他能够全神贯注地自己探索世界。与清醒时间密切相关的，是健康的睡眠模式。本章后半部分将会讲述睡眠以及睡眠挑战。在让你的宝宝睡觉前，我们先来谈一谈怎样规划他清醒时间里的各项活动。

亲子时间

喂养。不管宝宝的液体营养来源是配方奶还是母乳，妈妈都应该抱着宝宝喂奶。充分利用日常的这些宝贵机会，看着宝宝的眼睛，和他说话，轻轻抚摸他的胳膊、头部和脸蛋。身体接触非常重要，因为这是新生儿的第一语言，而且他需要并渴望触摸。被人抱着能给宝宝安全感，让他知道这个新世界是安全的。但宝宝并不需要时时刻刻被人抱着，也不需要永远都肌肤相亲地贴在妈妈身上。家庭是宝宝生活的社群，这里充满了爱。宝宝需要来自爸爸、哥哥姐姐、祖父母以及外祖父母等家人的拥抱。越多人通过触摸向宝宝传递爱，宝宝的安全感就会越强。

唱歌。宝宝出生后不久，就会对父母的声音做出回应。在清醒时间，父母应该多和宝宝说话，给宝宝唱歌，别忘了，学习无时无刻不在发生。虽然父母可能只是简单地哼着"啦啦啦"这样没有实际意义的字，但父母的声音对于宝宝来说具有重要意义。事实已经证明，如果儿童能把歌词唱出来，他的记忆速度会更快。这意味着，教宝宝以各种不同的方式使用语言，这件事什么时候开始都不会太早。

读书。同样，给宝宝读书，或是给他看色彩艳丽的绘本（布书、塑料书或其他材质结实的书，让宝宝能自己探索），这件事什么时候开始都不会太早。你的宝宝非常喜欢听你的声音，喜欢听你抑扬顿挫的语调。

洗澡。这是宝宝喜欢的另一个日常程序。父母可以一边给宝宝洗澡，一边给他唱歌，和他说话，与他分享自己的心声；也可以只是玩玩水花，捏捏宝宝的小黄鸭！

玩耍。虽然微笑、咿咿呀呀和咯咯笑都是玩耍的一部分，但是在清醒时间，宝宝最喜欢的是和爸爸妈妈、哥哥姐姐或其他家人依偎在一起。这种被爱和安全的感觉是不可替代的。

散步。宝宝还不会走路时，父母可以把宝宝放在婴儿手推车里，推着他出去走走，呼吸新鲜空气，这对宝宝来说是非常有趣的事。而且散步对父母来说也是很好的运动。面朝外的婴儿手推车能让宝宝获得更好的学习机会，因为这样宝宝能看到周围的世界，他的大脑能接收到新的画面、新的声音和新的颜色，他能感受到大自然的美。

你也可以利用双肩前抱式背带。这种婴儿背带款式多样，有各种形状、颜色、材质可供选择。不管是散步、徒步或是在商店里溜达，用双肩前抱式背带都很方便。选择一款能全方位支撑宝宝的大腿、臀部和背部的婴儿背带，这样当你背上背带时，宝宝的重量能均匀地分散到你的身上。天气太冷或太热的时候，或是赶上下雨天，附近的室内商场是带宝宝消磨时光和探索世界的好地方。

自20世纪90年代初期以来，我们就呼吁人们关注侧抱式婴儿背带的风险。（请注意：侧抱式婴儿背带和婴儿背带不是一回事。）把宝宝带在身边的安全方式有很多，而侧抱式婴儿背带是有风险的，它会让宝宝的身体呈C形曲线，进而导致宝宝窒息。窒息死亡案例的增多，迫使生产商召回产品。这也促使美国消费者产品安全委员会发布公开警告。

> 本委员会注意到以下两种危险：一是布料会压迫宝宝口鼻，从而妨碍宝宝呼吸并可能引起窒息；二是小婴儿颈部肌肉力量十分薄弱，当身体窝成曲线或C形时，宝宝的头部会自然地靠在妈妈的胸前，这在一定程度上可能限制婴儿呼吸以及转动头部、踢腿或是哭闹求助的能力。

宝宝的玩耍时间

当年轻妈妈聚在一起聊天，相互介绍自己的小宝宝时，你会听到她们在很多问题上的看法都不一致，包括管理宝宝一日活动的最佳方式是什么。是否应该每天留出一段时间让宝宝自己玩？这个话题会引发各种不同观点。大多数父母通常不会考虑让宝宝自己玩。这里的"自己"，不是指让宝宝离开成人的视线，而是指给他提供独自探索的机会，父母不必时时刻刻哄着他玩。让宝宝在成人的监护下自己玩一会儿，能为宝宝提供重要的学习机会。怎样让宝宝自己玩一会儿呢？采用父母引导式育儿法的有经验的妈妈会告诉你，这是个循序渐进的过程，第一步是准备一个婴儿躺椅。

婴儿躺椅。这是一件非常实用的婴儿用品，特别是在宝宝出生后的最初几个月里。婴儿躺椅（infant seat）现在常常被等同于婴儿汽车安全座椅，为了避免混淆，这里需要澄清一下，我们说的婴儿躺椅是最简单的那种婴儿躺椅，类似于费雪牌的小羊羔婴儿椅。这种婴儿躺椅属于便携款，能稍微抬高宝宝的身体，刚好可以让他观赏周围的小小世界。父母几乎可以把婴儿躺椅放在任何地方。在最初的日子里，白天你可以把襁褓中的宝宝放在婴儿躺椅里，让他在躺椅里小睡。当宝宝的清醒时间开始延长后，他可以在婴儿躺椅里与父母共进晚餐。你还可以把他放在落地窗前，让他看看外面的世界。

弹乐椅。这种座椅的使用者是不需要支撑便能自己竖起头部的宝宝，通常是3～4月龄。弹乐椅便于移动，父母在哪里，就把宝宝挪到哪里。如果妈妈在厨房里，宝宝可以在旁边看着妈妈准备晚餐。如果妈妈在叠衣服，宝宝就给妈妈做伴。弹乐椅对有轻度反流的宝宝会有很大帮助。每次喂奶后，让宝宝上身保持竖起姿势10～15分钟，这样有助于预防奶液反流，减少吐奶。需要提醒的是，一定要系好安全带，绝不要让宝宝在无人看护的情况下一个人待在弹乐椅里。在使用任何婴儿用品前，一定要仔细阅读安全说明。

趴卧练习。当宝宝能够稳稳地竖起头部，通常是12～16周龄，每天都让宝宝在小毯子上趴一会儿，作为习惯固定下来。趴卧练习是新生儿护理中一个相对较新的概念，是1992年"躺着睡"运动之后出现的。当时，为预防婴儿猝死综合征，倡导让宝宝平躺着睡觉，而不是趴着睡。

如果你算算其中的数字，很容易就会发现，现在宝宝平均每天仰躺12～16小时。作为对比，上一代宝宝也是每天趴卧12～16小时。结果是，儿科医生和家庭保健医生开始注意到，斜形头发生率大大增加。斜形头是描述婴儿头部扁平的医学术语。这是因为宝宝后脑勺枕在床垫上的时间太长了。人们还注意到，宝宝采用平躺睡姿后，颈部和腿部相关肌肉的力量发育延迟，而抬头、翻身和爬行等动作都需要用到这些肌肉。与此同时，人们还发现宝宝的精细运动技能发育滞后。于是，趴卧练习成为一项防范措施，目的是纠正平躺睡姿的缺陷。

趴卧练习的理想时间是喂养后不久，因为这时宝宝警觉度高，心情愉快。不要在小睡前让宝宝练习趴卧，因为这时他已经很困倦，可能会在练习中睡着。你可以把宝宝放在一块毯子上，或是婴儿游戏床里。事实上，宝宝最喜欢的趴卧地方之一，是爸爸或妈妈的胸前。一边和宝宝说话，对着宝宝微笑，一边轻柔地活动宝宝的胳膊。在你的引逗下，宝宝会抬头来看你，这是他的回应方式。趴卧练习这项清醒时间活动，很容易安排进宝宝的一日规律中。事实上，为了促进宝宝发育，趴卧练习是必不可少的项目。大多数儿科医生推荐，宝宝每天的趴卧练习时间累积不能少于30分钟。

婴儿秋千。我们第一次购买婴儿秋千是在40多年前。和那时相比，现在的婴儿秋千已经发生了很大的变化。那时的婴儿秋千只能前后摆动。今天，你想得到的所有功能，基本都可以在婴儿秋千上找到。婴儿秋千可能有多挡速度可调，有几种倾斜角度可选，有的秋千还能一边摇摆一边播放音乐。如果喂奶后使用婴儿秋千，可以利用调整倾斜角度这个功能缓解宝宝胃部的压力。宝宝在婴儿秋千里能看到周围发生的一切。但是，不要让宝宝养成在秋千里入睡的习惯。如果宝宝很烦躁，把摇摆幅度和摇摆速度设在较高挡位，安抚效果会更好。但是在宝宝情绪放松、没有哭闹的时候，摇摆速度慢些会更好。（第九章会进一步讨论婴儿秋千。）

Exersaucer®跳跳椅。等到宝宝会坐了，能稳稳地竖起头部和颈部，清醒时间还可以玩一玩跳跳椅。这是一种封闭式游戏桌，上面有各种物件可供宝宝探索，有助于锻炼宝宝的手眼协调能力。宝宝在跳跳椅里会蹬腿和转动，因此，它还有助于增强宝宝腿部肌肉的力量。

Bumbo婴儿座椅。Bumbo是南非一种婴儿座椅的注册商标。（很多美国生产商也制造类似的婴儿座椅，人们把这类产品统称为Bumbo婴儿座椅。）Bumbo婴儿座椅形状独特，适合从单纯俯卧向独坐过渡的宝宝。在这一阶段，Bumbo婴儿座椅能为宝宝提供适当的身体支撑。我们发现，坐起来的宝宝清醒时间持续较长，而清醒时间越长，宝宝适应生活的速度越快。

Bumbo婴儿座椅适合3~4月龄宝宝。一旦宝宝能独坐了，使用Bumbo婴儿座椅就没有实际益处了。此外，美国消费者保护局（U. S. Consumer Protection Agency）正在调查相关安全隐患，因为宝宝打挺时可能滑下Bumbo婴儿座椅。建议父母绝不要"让宝宝处于无人看护的状态，也不要把座椅置于高处，比如椅子或桌子上"，最好在座椅下面铺一块毯子，或是把座椅放在地毯上，周围放上枕头或安全玩具作为缓冲。

婴儿游戏床。到了6周龄，宝宝的部分清醒时间可以在婴儿游戏床里度过。你可以把弹乐椅放在游戏床里，让宝宝躺在弹乐椅里，自己欣赏转铃。宝宝在成长中学会了翻身，婴儿游戏床可以成为宝宝清醒时间的安全游戏场所，特别是当父母在家中无法分身照顾宝宝的时候。在宝宝成长的不同阶段，婴儿游戏床能派上不同的用场，它是一个安全的游戏场所，兼具便携式婴儿床功能。最重要的是，在宝宝半岁到1岁之间，你完全可以在游戏床里搭建一个结构化学习中心。（本书第九章将进一步介绍婴儿游戏床，《婴幼儿养育法》还会详细介绍。）

清醒时间的其他用品

图片。所有宝宝出生时都只能看清距离他极近的物品，他们的眼睛无法聚焦在远处物体上。对新生儿来说，六英尺（约1.83米）外墙上的图片只是一片模糊。随着宝宝一周一周地长大，他的视力越来越好，满2岁时一般可达到1.0的视力。最初三四个月里，你还不需要在婴儿房里装饰色彩明亮的图片。

转铃和床挂。音乐转铃能够帮助宝宝学习用眼睛跟踪物体，但前提是他的眼睛能够聚焦。宝宝在出生3～4个月后眼睛才能学会聚焦，所以等到那时再开始挂上转铃就可以了。床挂和床绕等是垂在宝宝面前的玩具，宝宝一拍，会发出"丁零丁零"的声音，有助于锻炼宝宝的手眼协调能力。拍打也是必要的练习，有助于锻炼宝宝伸手抓握物品的能力。出于安全考虑，当宝宝能够坐起和伸手抓取物品时，不要把转铃或床挂悬挂在宝宝上方。

小睡与基本睡眠需求

充足的睡眠对婴儿来说非常重要，其实对1岁之后的宝宝也仍然非常重要。新生儿不分昼夜地频繁小睡，这表示父母可以利用小睡来训练他日后的夜间睡眠。在宝宝满4周龄前，不该主动给宝宝做睡眠训练，但是可以通过建立良好的"喂养—清醒—睡眠"周期来进行被动训练。下面是婴儿睡眠/清醒时间概述，着重讲述在宝宝满1岁前新手父母可以期待什么。

新生儿期

新生儿每天睡眠时间是17～19小时，包括每次喂养期间的睡眠时间。采用父母引导式育儿法的新生宝宝睡眠由5～6次小睡组成（具体小睡次数取决于每天的喂养次数）。喂养结束时宝宝已经醒来一段时间了，开始显露出困倦迹象，比如揉眼睛、打哈欠或扯头发，这表示睡眠时间到了。

1～2月龄

满4周龄后，宝宝的清醒时间开始慢慢独立于喂养时间。到了8周龄，清醒时间完全独立出来。2月龄的宝宝白天一觉平均睡1.5小时，有时睡的时间略长些，有时睡的时间略短些。到了2月龄末，75%～80%采用父母引导式育儿法的宝宝不再吃后半夜那顿奶，开始能夜间一觉连睡7～8小时。其余20%采用父母引导式育儿法的宝宝会在一两周后开始睡整夜觉。

3 ~ 5 月龄

到了3月龄，宝宝白天小睡时长开始略有波动。大多数小睡时长是1.5 ~ 2小时。在这一阶段，宝宝白天小睡时可能会提前醒来，早上也可能会突然早醒。本章后半部分将着重讲述早醒的可能原因和实用解决方案。到了5月龄，采用父母引导式育儿法的宝宝白天一般小睡2次，每次睡1.5 ~ 2小时，下午后半段还会打个小盹儿。

6 ~ 8 月龄

在6 ~ 8月龄间，父母会发现，随着宝宝清醒时间的延长，他白天的睡眠需求慢慢减少。到了这一时期，宝宝已不再喝前半夜那顿奶，现在一天中还有4 ~ 6个喂养周期。夜间睡眠时间平均为10 ~ 12小时。宝宝白天小睡2次，每次睡1.5 ~ 2小时。此外，他可能还会打个小盹儿。等到宝宝放弃了小盹儿，清醒时间进一步延长，其余两次小睡时间会随之延长。

睡眠时间一览（夜间和白天）

宝宝24小时内睡多长时间最合适？这取决于宝宝的个性化睡眠需求和发育月龄。宝宝的睡眠需求随着成长变化而变化。下面这个表是0 ~ 1岁宝宝的一般睡眠时间指南。跟大多数指南一样，这些数字是平均数，计算基础仅限于采用父母引导式育儿法的宝宝这个群体。

周龄	总睡眠时间	小睡次数
1~2	17~19小时	5~6次/天
3~5	16~18小时	5~6次/天
6~7	15~18小时	4~6次/天
8~12	14~17小时	4~5次/天
13~15	13~17小时	3~4次/天
16~24	13~16小时	3~4次/天
25~38	13~15小时	2~3次/天
39~52	12~15小时	2次/天

睡前哭闹

　　睡觉和哭闹是两码事，遗憾的是，两者有时会同时发生。父母对此无须焦虑，但是也不能毫不在意。首先要考虑以下几个事实。哭10~20分钟，不会给宝宝造成身体或心理伤害，宝宝既不会因此损伤脑细胞，或导致智商下降，也不会因此感到被抛弃并在30岁时患上躁狂抑郁症。让宝宝哭几分钟，不代表父母给予他的爱和关怀减少。谁都不想让自己的宝宝变成难带的宝宝——高需求，永不满足，不能自我安抚，一直生活在不满足中。如果宝宝一哭你就"堵住"他的嘴，你的宝宝就会变得很难带。

　　对于大多数宝宝来说，哭一会儿能让他们更快地学会自己入睡，而且一觉能睡得更长，这是事实。宝宝还会因此学会自我安抚的技能。如果宝宝真的累了，应该不会哭很久，不过，对听着宝宝哭声的父母来说，宝宝好像已经哭了很久很久。放任宝宝哭闹而不管，当然很难做到；入睡前坚持让宝宝哭够了自己睡，则更难。但是，如果你能着眼于未来，也许你心里会获得些许安慰。想想健康的睡眠训练给宝宝带来的益处，你就能安心地让他在睡前哭一会儿。这不是测试父母决心的无意义演习，而是为了让宝宝获得充分休息，以便收获诸多相关益处。

让宝宝睡前哭一会儿，把这当作投资，日后你将收获丰厚的"利润"——宝宝入睡前不再哭闹，醒来时精神百倍。你将因此得到一个警觉度高、乐于学习、精神愉快、心理满足的宝宝。对宝宝以及父母来说，这都是一笔"好买卖"。下一章将会继续探讨这个话题。

宝宝疲劳

宝宝疲劳时与困累时症状不同。如果宝宝只是累了，通常好好睡上一觉就能恢复精力，至少24小时内就能复原。而疲劳的宝宝会出现睡眠周期中断，需要特别关注。如果父母没让宝宝睡觉，或是宝宝自己跳过一次小睡，问题会更加严重。如果宝宝因疲劳而哭闹，父母还强迫宝宝自己入睡，那么父母很快会情绪崩溃，而宝宝也无法摆脱困境。疲劳是个谜一样的睡眠挑战，需要谨慎应对，如果不进行适当评估，一味放任不管，只会让问题愈加严重。应对婴儿疲劳时，需要考虑以下几个事实。

　　健康睡眠包含两个重要元素：一是宝宝能一觉睡到底，中间不醒；二是宝宝在自己的小床上睡觉。虽然两者都很重要，但是如果宝宝已经表现出疲劳迹象，从长远考虑，暂时只能放弃其中一个。

　　婴儿疲劳和成人疲劳类似。许多人都知道乏累到无法入眠是什么滋味，疲劳会破坏我们的睡眠节律。对于宝宝而言，疲劳会影响他们在浅睡眠和深睡眠之间的转换。连续几天节律紊乱，特别是该小睡的时候不睡，可能导致疲劳的发生。要解决这个问题，最要紧的是找到一个无压力解决方案，重新调节宝宝的昼夜节律（24小时内的清醒和睡眠周期）。

　　如果你觉得需要调整宝宝的昼夜节律，当务之急是帮他恢复一日活动的规律性。我们建议妈妈找一把舒适的椅子，备上一本好书，把宝宝抱在怀里小睡。第二天继续这样做。但是到了第三天，就要把宝宝放回婴儿床了。这种方法能够起效，是因为它暂时解决了睡眠需求与睡觉地点之间的矛盾，让宝宝以最舒适的方式恢复睡眠规律。这样不会形成哄睡依赖，因为这个调整过程只持续两三天。在这段时间里，你是在帮助宝宝消除疲劳。

　　当然，预防是最佳药方！想一想你家的小睡神是怎样一步步变成疲劳宝宝的。这不是突然之间发生的，一天不按规律作息，并不会导致疲劳，但是持续两三天节律紊乱，就很可能造成疲劳。检视一下家里的情况和宝宝的时间表，并做出适当调整。

睡眠挑战：早醒

你认真地坚持了几周，为3月龄宝宝培养了健康的"喂养一清醒一睡眠"规律，可是突然有一天，他入睡30~45分钟后就醒了，而且没有再次入睡的迹象。平时睡得好好的，为什么突然会这样？这种状况将持续多久？几小时还是几天？这将会如何影响接下来的各项活动？要应对这一睡眠挑战，妈妈能做些什么呢？

这一节讲的是宝宝早醒怎么办。如果你的宝宝还没有出生，或者还是个新生儿，你近期就不会遭遇这一挑战。但是本章节的阅读率非常高，你将来可能需要反复翻阅。因为这一节讲的是夜间及白天的睡眠问题，不是介绍父母在培养宝宝良好睡眠规律的过程中会遇到哪些挑战，而是介绍当宝宝的稳定睡眠规律突然出现干扰时应该怎么办。这个挑战极有可能发生，这一节给出了大量帮助信息。你可能急于寻求解决方案，请少安毋躁，先听一个关于"26号开关"的故事。

1991—1994年，加里·艾佐和安妮·玛丽·艾佐夫妇主持了一档《育儿在线》（*Parenting on the Line*）节目，是历时2小时的电台直播。播音室里到处都是卫星信号接收器、发射器、转播器，还有各种仪表盘、开关和按钮，这些东西他们根本不知道怎么用。当然，无线电工程师是知道的。一次直播前，开始了常规的60秒倒数，可是数到40的时候，艾佐夫妇突然发现麦克风没开，而无线电工程师正满面焦急地盯着他俩慌乱的脸庞。几秒后，工程师站到他俩中间，目光迅速扫过30多个或开或关着的小开关。他的目光突然停在26号开关上，迅速将其调到"开"位，麦克风马上就开了，直播刚好开始。

艾佐夫妇永远无法忘记那一刻，当意外发生时，他们陷入了怎样的焦灼和迷茫。育儿过程中，父母也会遇到很多令人迷茫的时刻，比如宝宝本来睡得很香，却意外早醒，打破了平时的睡眠规律。与"26号开关"的故事一样，解决方法很简单，要找到"26号开关"却不总是那么简单，特别是当妈妈不确定该从何处着手的时候。

如果能有份常见原因清单就好了，父母就可以顺次浏览，从中找出造成宝宝睡眠紊乱的最可能原因。采用父母引导式育儿法的父母很幸运，这样的清单确实存在。在接下来的几页里，你会看到宝宝早醒的各种可能原因。乍一看，清单很长，如果你数一数，会发现造成睡眠中断的可能原因有很多，不过，如果考虑几个变量因子，比如宝宝月龄、主要食物来源（母乳、配方奶、是否加辅食），可能原因就会大大减少。

还需要考虑宝宝的睡眠紊乱是否有规律可循。每次小睡都会早醒，还是只有上午或下午会早醒？只有白天小睡会早醒，还是夜间也会早醒？每天都会发生，还是几天出现一次？最根本的是，你需要去发现宝宝的早醒是否存在一定的规律。

当然，如果你的宝宝还没有养成健康睡眠规律，那么你阅读本节的意义不大。这里的前提是宝宝已经有了稳定的规律，遵循"喂养—清醒—睡眠"程序，一个周期持续3~4小时，已经能睡整夜觉，夜间一觉连睡8小时以上，而且白天小睡时间规律，每次睡1.5～2小时。这是采用父母引导式育儿法的宝宝的正常表现。这也是为什么早醒是"不正常"的。

锁定问题的源头

我们都有过这样的经历：打开笔记本电脑，发现网络连接不正常。问题出在哪里？是电脑、无线路由器或调制解调器的接头松了，还是网络供应商的线路出现故障？虽然我们的目标是恢复网络连接，但是必须先找到问题的源头。

类似地，触发睡眠紊乱的原因有很多，可能和宝宝有关，也可能和妈妈有关，还可能涉及宝宝的清醒时间活动或睡眠环境。锁定宝宝睡眠紊乱的源头是第一步，只有这样，才能最终解决问题。为了便于锁定问题的源头，我们把每个清单都分成4个部分。关于睡眠的问题，有些有明确的解决方案（比如尿布脏了需要换尿布，胃里有气需要拍嗝），但有些问题的原因则更加微妙，需要认真探究。

为确保清晰，我们提供了两个清单。清单1是概览，列举了宝宝早醒的各种可能原因，不考虑发生频率。清单2对导致问题反复发生的那部分原因进行了展开阐释，这部分原因标注了星号（*）以示区别。两个清单都要看，这样能让妈妈找到最适宜的解决方案。

作者按语：使用我们的手机应用 Babywise Nap 苹果版或安卓

版（搜索关键词：Babywise Nap），查看应对宝宝睡眠挑战的快速指南，以及关于这一问题的详细说明。Babywise Nap App 是个分析性的小工具，能帮助所有父母锁定 2 ～ 12 月龄宝宝小睡中断与睡眠紊乱背后的原因。这个应用可以通过 5 个基本问题，从数百个睡眠紊乱相关变量中，筛选出造成宝宝睡眠紊乱的最可能的那个原因。清单生成后，应用会基于用户提供的数据，给出最适宜的解决方案。视频介绍见：www.PocketParenting.com。

清单 1

与宝宝相关的睡眠挑战

宝宝之所以会早醒，源于宝宝的潜在原因包括以下几点。

1. 宝宝饿了，可能有几个原因。

    a. 上顿奶没有达到饱足喂养。

    b. 24 小时内需要更多奶液以摄入更多热量。*

    c. 开始进入生长高峰期。*

    d. 准备好添加辅食了。*

2. 宝宝身体不舒服，可能有几个原因。

    a. 生病了，发低烧，正在长牙，或是发生了耳部感染，等等。

    b. 被昆虫叮咬，或是被头发丝缠住了脚趾（止血带综合征，tourniquet syndrome）。*

    c. 感到太热或太冷。

    d. 长尿布疹。

3. 宝宝肚子不舒服，可能有几个原因。

    a. 有轻度反流或反流延迟。*

    b. 对某种新食物发生了过敏反应。*

    c. 排便困难。

    d. 需要拍嗝。

4. 宝宝醒来，可能有几个原因。

    a. 把自己"惊醒"了（惊跳反射）。

    b. 翻过身来，但是不会翻回去。

    c. 安抚奶嘴掉了，不含着安抚奶嘴无法重新入睡。

5. 宝宝开始了新一轮的夜间睡眠与白天小睡时间调整，可能有几个原因。

    a. 夜间睡眠时间延长，影响白天的小睡。*

    b. 24小时内不需要这么多睡眠，从而影响了白天的小睡。

与妈妈相关的睡眠挑战

宝宝之所以会早醒，源于妈妈的潜在原因包括以下几点。

1. 宝宝饿了，可能有几个原因。

    a. 上次喂养不足。

    b. 妈妈的泌乳量已逐渐减少。

2. 妈妈的饮食影响到了吃母乳的宝宝。

3. 吃母乳的宝宝对妈妈正在服用的某种新药物有反应。*

4. 吃母乳的宝宝从妈妈那里摄入了过量乳糖。*

5. 妈妈的时间安排太紧，没有足够的时间达到饱足喂养。

与清醒时间活动相关的睡眠挑战

宝宝之所以会早醒，源于清醒时间活动的潜在原因包括以下几点。

1. 上次清醒时间太短。*

2. 上次清醒时间对宝宝刺激过度，可能有几个原因。

 a. 清醒时间太长，于是导致疲劳而不是困倦。

 b. 清醒时间活动过度刺激（例如，让宝宝坐在电视机前）。*

 c. 宝宝的生活规律灵活性太大（例如，妈妈经常出门办事，宝宝在车里打盹儿了）。

3. 早晨第一顿奶时间太随意。*

4. 宝宝的三项活动顺序乱了。妈妈给宝宝安排的顺序是清醒—喂养—睡眠，而不是喂养—清醒—睡眠（相关说明见第107页）。

与环境相关的睡眠挑战

宝宝之所以会早醒，源于环境的潜在原因包括以下几点。

1. 宝宝接触日光的机会不够。自然光能够帮助宝宝调整自身的生物钟。*

2. 宝宝房间的光线不够暗。*

3. 婴儿床里的环境对宝宝构成过度刺激，因为宝宝上床睡觉时发条玩具是开着的。*

4. 4～6月龄宝宝早醒，可能是因为听到家里出现了熟悉的声音。*

5. 未知原因，即存在某种原因，但那是你的宝宝所特有的，其他宝宝身上不会出现。*

清单 2

这个清单将会具体阐释上述多种睡眠挑战。

1. 宝宝饿了，因为他24小时内需要喝更多的奶以摄入更多热量。

说明与推荐：不管是母乳喂养还是配方奶喂养，随着宝宝的成长，他的热量需求在增加。虽然这不一定表示应该添加辅食，但可能表示需要增加喂养次数（如果是母乳喂养），或者是增加每顿奶量（如果是配方奶喂养）。饥饿会扰乱白天小睡和夜间睡眠的既定规律。向儿科医生咨询，了解宝宝在各个周龄或月龄分别需要多少奶量。

2. 宝宝开始进入生长高峰期。

说明与推荐：进入生长高峰期也会扰乱宝宝的小睡，这种干扰一直持续到高峰期结束，历时1~4天。在生长高峰期，宝宝想吃就喂，但要尽力维持"喂养—清醒—睡眠"周期。在生长高峰期过后的几天里，宝宝的小睡时间会比平常长，因为生长高峰期不仅累坏了妈妈，同时也累坏了宝宝。生长高峰期是个生理性过程，在此期间宝宝需要摄入更多热量，以满足特定的生长需求，很可能是为了补充身体细胞的能量亏空。妈妈的首要任务是提供宝宝身体需要的额外热量。（请复习第四章"了解生长高峰期"

一节。）

3. 宝宝准备好添加辅食了。

说明与推荐：对于夜间有稳定睡眠规律的宝宝来说，5～6月龄时异常夜醒，或是白天小睡早醒，可能表示他白天需要摄入更多营养。应该什么时候添加辅食？关于这一点，每个宝宝的情况都不相同。有的宝宝4月龄就表现出准备好添加辅食的迹象，有的宝宝则在6月龄时。一般情况下，宝宝会在4～6月龄之间的某个时候开始添加辅食。然而也有研究显示，等到宝宝5～6个月大时再添加辅食，也许可以降低食物过敏的概率。需要提醒的是，研究并没有显示4月龄时添加辅食会导致食物过敏，只是说此时有些宝宝消化辅食的能力还没有发育完全，结果就表现为食物过敏。美国儿科学会倾向于6月龄时开始添加辅食，但是大多数祖母和外祖母会告诉你，在4～6月龄的任何时候，如果宝宝已经表现出准备好添加辅食的迹象，就可以开始了。宝宝的儿科医生或家庭医生会基于宝宝独特的营养需求，以及他是否已经表现出准备好添加辅食的迹象，做出相应的指导。

4. 宝宝身体不舒服，因为他生病了，正在长牙、发低烧，或是发生了耳部感染，等等。

说明与推荐：这时宝宝哭得会有点儿吓人。宝宝睡着睡着突然哭着醒来，好像很痛苦，但是你不知道他为什么会这样。首先，摸摸宝宝的额头看热不热。再检查一下宝宝的耳朵和鼻子，如果不发红，就是好消息。这时你可以往宝宝嘴里瞧瞧，看出没出新牙。如果以上情况都正常，这时你可能会假定问题出在睡眠上。

等等，别这么快下结论！突发的哭闹一定有原因，你必须找出原因到底是什么。每天全面检查一遍宝宝的身体，包括他的手指和脚趾。如果你还没有养成这个习惯，就从现在开始吧。检查内容包括昆虫叮咬痕迹，通常表现为局部皮肤红肿。还有一种叫"止血带综合征"的情况，它的报告案例低于实际发生率。有时是头发丝惹的祸，通常是妈妈的一根头发缠住宝宝的某根脚趾或手指；有时惹祸的是线绳，宝宝在地毯或小毯子上玩耍时，可能会有线绳从这些纺织物上脱落下来。这类情况很难发现，但缠绕会越来越紧，最终截断肢体末端的血流，从而引起肿胀、炎症和疼痛。由于宝宝通常会穿袜子，或是戴婴儿手套，这个问题很容易被忽略。虽然并不是所有突发不明原因的哭闹或小睡早醒都一定是止血带综合征造成的，但这也在一定程度上提醒你，需要每天检查一遍宝宝的身体。

5. 宝宝肚子不舒服，因为他有轻度反流或反流延迟。

说明与推荐：你会在第八章读到有关**反流**的内容。在此之前，你需要了解，有反流问题的宝宝出生时可能没有症状，事实上最初几周里可能都不会出现症状。据估计，美国3%~5%的新生儿存在轻度到重度反流，症状持续几个月。反流之所以会发生，是因为宝宝的食管和胃部连接处的括约肌还没有发育成熟。正常情况下，括约肌松弛，食管到胃的入口打开，我们就可以吞咽、打嗝或呕吐了，完成后入口立即关闭。但是如果括约肌始终处于松弛状态，或是间歇性地松弛，食物和胃酸的混合物就可能会逆流上行，返回食管和喉咙，并给宝宝带来痛苦，这就是反流。如果发生在成人身上，这叫胃灼热（烧心）。

如果你的宝宝存在反流问题，一天中任何时间都可能发生反流，不只是小睡期间。有个叫米卡的小朋友就是这种情况。3周龄时，他开始出现轻度反流。为了缓解反流给米卡带来的不适，他的父母做了两件事：一是每顿奶后让米卡上身保持竖立姿势一段时间；二是米卡睡觉时，把床头垫高2英寸（约5厘米），让重力帮忙，防止胃酸反流回食管。由于米卡是轻度反流，这些方法就很有效了。更严重的病例多半要使用药物。

6. 宝宝对某种新食物发生了过敏反应。

说明与推荐：辅食添加的一个基本原则是一次只添加一种食物，然后等3~5天后再添另一种，以便观察宝宝是否会发生过敏反应。逐次添加新食物，有利于你观察宝宝的反应，这样，必要时你就可以适当地调整宝宝的营养。例如，宝宝吃南瓜没有问题，但是吃豌豆会过敏。食物过敏的常见症状包括腹部不适、腹泻，甚至是皮疹，还可能影响到白天小睡和夜间睡眠。呕吐是罕见但更加严重的过敏表现。所以，一次不要添加多种新食物，而是只加一种，这样一旦发生过敏反应，你就不必猜测是哪种食物惹的祸。

添加婴儿米粉，应从早餐开始，万一发生肠道反应，你就能注意到，而且到晚上睡觉前症状也应该消失了。如果午饭或晚饭再添加新食物，可能半夜才出现反应，而半夜的睡眠紊乱更难辨别。最后，在开始添加辅食前，和亲属们聊一聊，看他们是否有食物过敏史，了解家族过敏史会对你有所帮助。如果任何一方存在家族过敏史，你的宝宝发生食物过敏的可能性就会增加。这一信息很有用，万一发生情况，至少不会让你措手不及。

7. 宝宝开始了新一轮的夜间睡眠与白天小睡时间调整，因为夜间睡眠时间延长，于是影响到白天小睡。

说明与推荐：当宝宝夜间睡眠时间开始延长，比如从10小时变成12小时，白天小睡时间自然会减少。通常表现是白天小睡时提前醒来（少数情况下是凌晨3点醒来，然后一直玩而不肯睡）。这时，宝宝的总睡眠时间并没有增加或减少，他只是在重新调整睡眠规律。但是，随着宝宝逐渐长大，他的总睡眠时间开始减少，他的身体会把他叫醒。

8. 宝宝睡得太多了，需要减少睡眠时间。

说明与推荐：虽然睡眠对宝宝的发育和总体行为表现非常重要，但是在每个生长阶段，宝宝所需要的睡眠数量是有限的。如果宝宝24小时内睡得太多了，他的大脑睡眠中枢就会自动发送"唤醒信号"。当到达这个生长阶段时，他的总睡眠时间就会开始减少。正常情况下，宝宝的夜间睡眠时间不缩短，减少的是白天小睡时间。这意味着宝宝白天的清醒时间开始相应延长，小睡次数减少。

9. 宝宝又饿了，因为妈妈的泌乳量已逐渐减少。

说明与推荐：妈妈的泌乳量减少，通常是逐渐发生的，宝宝白天小睡时长也会逐渐随之调整。一开始，宝宝可能早醒15～30分钟，然后过渡到早醒30～45分钟，再到60分钟。大多数妈妈每天增加一两次哺乳，就能成功追加泌乳量。但是也有少数妈妈试过各种追奶方法，还是没有办法维持白天的泌乳量。有时候，妈妈夜间睡得久，所以早晨哺乳时的奶量是充足的，但是白天的泌乳量无法满足宝宝的需求，最终结果就会表现在各次的睡眠时间上。泌乳量不足的可能原因包括以下几方面。

- 24小时内哺乳次数不够多。
- 哺乳次数过多（密集式喂养）导致妈妈疲劳。
- 妈妈的时间表太满（换句话说，妈妈休息不足）。
- 妈妈饮食不当，热量或液体摄入量不足。
- 妈妈使用的药物有抑制泌乳的作用。
- 妈妈分泌的乳汁已经跟不上宝宝的营养需求。

一旦妈妈发现了泌乳量减少的可能原因，如果在自己的控制或影响范围内，就应该立即纠正。如果妈妈确定纯母乳喂养已经无法为宝宝提供充足的营养，用尽了各种办法调整后还是不行，那她有两个选择：一是给宝宝喂母乳的同时用配方奶补充不足部分，二是完全改喂配方奶。不管怎样，最重要的是宝宝能够获得充足的营养以满足健康生长所需，妈妈无论做怎样的决定，都应该以此为基础。

10. 宝宝对妈妈正在服用的某种新药产生了反应。

说明与推荐：医生给哺乳妈妈开的大多数药物，对宝宝来说都是安全的。但是，的确也有些药物可能引起宝宝不适，继而影响宝宝的睡眠。如果妈妈怀疑宝宝易激惹跟她服用的药物有关系，需要考虑以下因素。首先，妈妈不要假定孕期可以安全服用的药物对宝宝来说一定是安全的。其次，妈妈应该和医生或药剂师确认处方剂量。能不能减少剂量，或是换一种对宝宝副作用较小的药物？再次，妈妈服药时间是一天中的哪个时段？可以喂完晚上最后一顿奶后立即吃药吗？这样一来，也许跟下顿奶可以间隔8~10小时，让妈妈的身体在睡眠中把大部分药物代谢掉。最后，妈妈需要权衡利弊得失：一方面，药物对妈妈的病情有益处；另一方面，药物可能对宝宝造成不利影响。

11. 妈妈泌乳量过多，导致宝宝摄入过量乳糖。

说明与推荐：大多数母乳喂养问题都跟母乳不足有关。但是，在极少数情况下，问题的源头是母乳过多，触发涟漪效应，并最终表现在睡眠上。当乳腺分泌和储存的乳汁量超过了宝宝的需求，前奶和后奶量就会发生相应的改变。虽然每侧乳房中的前奶和后奶比例没有变化，但是总奶量变多了。当饥饿的宝宝喝到的前奶增多时，他会摄入更多乳糖，于是就出问题了。

健康婴儿能够消化正常水平的乳糖，但若摄入的乳糖过多，会超出宝宝消化道的处理能力。宝宝体内的乳糖酶（一种消化酶）水平有限，无法分解全部乳糖，过量摄入的乳糖会导致胀气，从而引起严重不适。乳糖过多的常见症状是绿色水样便。

让我们来算算具体数字。假设宝宝月龄对应的适宜奶量是每顿5盎司（约148毫升），每侧乳房2.5盎司（约74毫升）。但是，每次哺乳中妈妈的泌乳量是6~9盎司（177~266毫升），于是每次哺乳能提供的乳糖总量也在按比例增加。宝宝开始吸吮一侧乳房，吃到3~4盎司（89~118毫升）乳汁，然后换另一侧。

但是另一侧只吃了2盎司（约59毫升）就饱了，其中大部分是前奶。由于前奶乳糖含量高，而脂肪含量低于后奶，结果过量的乳糖进入宝宝的消化系统，从而引起腹痛、水样便，最终又导致睡眠中断。接下来还会出现逆向循环：睡眠时间缩短，导致宝宝吃奶不起劲，然后进入下一个乳糖过量周期。

该如何解决这个问题？每次哺乳前从两侧乳房各吸出一些乳汁，也许有助于缓解。吸出部分前奶，可以让宝宝摄入的前奶和后奶更接近正常比例。不过，要经过反复尝试，才能确定每次吸出多少前奶才算合适。

12. 宝宝的清醒时间太短。

说明与推荐：有的时候，宝宝的生活规律确实会被打断，从而影响到清醒时长，这是无法完全避免的。但是，如果宝宝的清醒时长经常低于对应月龄的正常水平，就会引起睡眠中断。睡眠对宝宝的发育固然非常重要，但是24小时内的睡眠需求总量是有限的。如果24小时内睡得太多，宝宝大脑的"睡眠中枢"就会发送"唤醒信号"。其中一种唤醒信号会让宝宝从某次小睡或全部睡眠中提前醒来。这时，应该尝试调整宝宝的时间表，延长宝宝的清醒时间。

13. 宝宝清醒时间的活动过度刺激，或持续时间太长。

说明与推荐：在寻找睡眠挑战的解决方案时，父母往往会忽略小睡前清醒时间的质量。记住，一切都是相互联系的。清醒时间会影响小睡，正如小睡会影响清醒时间一样。宝宝太累或太兴奋，都会变得过度警觉，并通过哭闹来拒绝睡眠。如果宝宝经常这样，尝试缩短他的清醒时间，每次缩短15分钟，逐渐调整。同时，注意你和宝宝有哪类活动。是不是家里来了太多客人，每位客人都忍不住要逗逗宝宝？是不是爸爸的朋友们来家里看体育比赛，吵到宝宝了？是不是妈妈外出太多了？如果你带着宝宝一起外出，路途奔波，新景象和新声音的刺激，以及生活安排的不可预知性，都不利于宝宝的睡眠。坐在汽车安全座椅里打个盹儿，和躺在小床上舒舒服服睡个够，效果完全不同。偶尔在汽车安全座椅里打个盹儿没有什么大问题，但是不能经常这样，特别是在宝宝满6个月前。

14. 早晨第一顿奶的时间太灵活。

说明与推荐：在制订"喂养—清醒—睡眠"计划时，父母必须确定一天中第一顿奶的时间，并且尽可能始终保持一致。如果早晨第一顿奶的时间不固定，虽然同样是每隔3小时喂养一次，但是每天的节律仍然不同，这会妨碍宝宝的饥饿代谢系统形成固定模式，并最终影响宝宝的睡眠时长。

15. 宝宝接触日光的机会不够。

说明与推荐：自然光十分重要，它有助于调整宝宝的昼夜节律。昼夜节律即宝宝的生物钟，是他体内无形的生理计时系统，调节着宝宝的一日活动，包括睡眠和清醒周期。我们建议，宝宝早上醒来后，父母应立即把他抱到充满日光的房间里（但是不需要阳光直接照射）。自然光和早晨第一顿奶，有助于宝宝建立昼夜节律，并使他的生物钟始终一致。规律有助于发挥人类共有的生物钟的奇妙功能。

16. 宝宝房间的光线不够暗。

说明与推荐：在宝宝早醒的原因中，光线是最容易被忽略的一个，也是最容易解决的一个。新生儿在任何地点、任何条件下几乎都能睡着。但是，在满3月龄后，宝宝的"光线敏感度"开始增强。上午，太阳在房子的这一侧，下午换到了另一侧，阳光可能会影响宝宝白天的睡眠，具体取决于房间朝向。与大多数成人一样，在黑暗的房间里，宝宝的睡眠质量会更好，也会睡得更久。解决方法很简单，拉上窗帘。

17. 宝宝受到过度刺激，因为宝宝上床睡觉时，发条玩具或音乐转铃是开着的。

说明与推荐：亲友们赠送的婴儿礼物看上去都非常可爱，如果父母忍不住用起来，就可能造成问题。新生儿视力有限，还不能欣赏这些床挂设备。在宝宝满4月龄前，我们推荐你把音乐转铃放在盒子里。以后再拿出来时，也不要挂在婴儿床上，而是把它挂在游戏床上。音乐转铃很有趣，但是如果用得太早，或是睡觉前打开，可能会对宝宝造成过度刺激。有的宝宝无法耐受特定类型的运动和声音刺激，就连电视屏幕上闪烁的光线都可能对宝宝造成过度刺激。例如，在黑暗的房间里，妈妈一边哺乳一边看电视新闻，喂着喂着，她发现宝宝闭上了眼睛。她以为宝宝累了，实际上这是宝宝身体启动了自我保护机制。30分钟后宝宝醒了，妈妈误以为这是睡眠问题，但其实是过度刺激导致的。

18. 4~6月龄宝宝早醒，可能是因为听到了与快乐有关的声音。

说明与推荐：当两个时间元素交叉在一点时，就会出现这种情况。在生物钟的作用下，宝宝正在从深睡眠过渡到浅睡眠，这时某个熟悉的声音突然响起。快满4月龄时，宝宝具备了联想能力，他能把特定的声音与特定活动或某些人关联在一起。一旦关联建成，大脑听到这个声音就会变得警觉，于是这个声音能触发清醒模式。这时，很多宝宝会再次入睡，但有的宝宝会驱散困意，醒来继续探索世界。

可能是熟悉的刹车声，或是车库门打开的声音，这两种声音都表示有人回来了，可能是有趣的哥哥姐姐，或是风趣的爸爸。你对刹车声什么办法都没有，但是你可以在受到干扰的那次小睡时间播放白噪声。爸爸可以把车停在车道旁，进门时动静小一点儿。每个家庭都有自己特别的声响，它们已经成为宝宝潜意识的一部分，特别是那些与快乐有关的声音。这些声音仿佛按下了宝宝脑子里的开关，让他立即进入快乐模式。

19. 未知原因，即存在某种原因，但那是你的宝宝所特有的，其他宝宝身上不会出现。

说明与推荐：在寻找夜间睡眠/白天小睡问题的解决方案时，可能会忽略一些最简单的事情，认识到这一点将很有帮助。一位妈妈说，她一直在寻找原因。有一次，宝宝睡着后，她走进宝宝的房间，宝宝小睡的时候，她就坐在那里，然后她就找到了答案。其实她当时也不知道自己要寻找的是什么，她的发现真的是意料之外。宝宝睡着后35分钟左右，有一束光开始投射到宝宝的脸上。在这个例子里，未知原因跟地球自转有关，它不断地改变着光线的角度。顺着光束追踪过去，这位妈妈发现，它是邻居屋顶上的一片金属反射过来的。虽然在那个特定的位置，阳光的影响只能持续10分钟，却足以晃醒宝宝。于是，在宝宝小睡期间，妈妈在窗角挂了一块毛巾，就把问题解决了。

如果宝宝的小睡困扰归入"未知原因"一类，可以不断寻找信号，多提问，或是邀请采用父母引导式育儿法的有经验的妈妈来你家待上一会儿，观察你和宝宝。如果你被难住了，换一双新的眼睛来观察，永远都不会有坏处。

排查早醒的原因

如果宝宝睡得正香，突然大哭着提前醒来，这被称作"45分钟入侵者"（45-Minute Intruder），它随时都可能骚扰你的宝宝，通常8周龄左右出现，6月龄时最常见。"45分钟入侵者"可能很短暂，只持续一两天，也可能持续一周之久。想一想可能的原因是宝宝、妈妈、清醒时间活动，还是睡眠环境。

如果已经排除了明显原因，建议你想一想，"45分钟入侵者"的出现，是不是因为宝宝饿了。先尝试喂宝宝喝奶。如果宝宝对进食没有兴趣，或是吃得不起劲，就可以排除饥饿原因。但是，如果宝宝喝下了饱足喂养的奶量，那就可以锁定为喂养问题。这可能表示他正在进入生长高峰期，也可能表示你的泌乳量或乳汁质量有所下降。

如果不是喂养问题，就过一遍"清单2"里的其他条目。要解决问题，关键是先找出问题的源头，然后才能找到解决方案。如果你不能锁定源头所在，也不必着急，问题通常是暂时的，往往会自行解除。

最后，值得注意的是，一些睡眠专家建议妈妈按照固定时间表来安排宝宝的作息，即使宝宝提前醒来，也得按时间表走。他们建议让宝宝哭个够，下顿奶时间到了才能喂，但是这忽略了宝宝的潜在需求。**宝宝饿了就应该喂！**饿了也不喂，绝不是解决睡眠问题的方法。

◎小　结

清醒时间将成为宝宝一日生活中越来越重要的一部分，因为清醒时间是学习时间。但父母要时刻牢记适度原则，清醒时间刺激过度，会影响后几轮的喂养和睡眠。记住，一切都是相互关联的。父母为宝宝建立健康的"喂养—清醒—睡眠"模式，虽然是在帮助宝宝，但是全家人都会因此受益。当宝宝的喂养或清醒规律受到多次干扰时，他的睡眠模式也会相应发生变化。要想预防这些问题的出现，父母应尽量保持喂养时间始终一致，同时让清醒时间的活动符合宝宝的月龄特征。

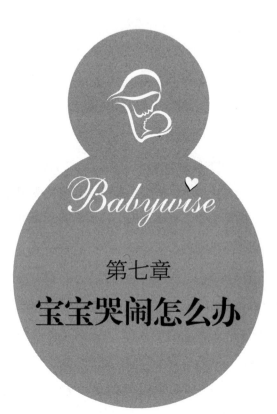

Babywise

第七章

宝宝哭闹怎么办

宝宝一哭，你的整个世界都会变得暗淡。你知道宝宝在通过哭闹向你传达某个信息，但那是什么信息呢？哭闹是宝宝表达不满的方式。除外饿了，其他哭闹的情况还包括累了、尿了、病了、无聊、沮丧、规律被打乱，或是喂养过于频繁。不过有些时候并没有什么特别原因，正常的健康宝宝都会哭。没有父母喜欢听宝宝的哭声，特别是新父母。宝宝的哭声会让人产生一种不确定的感觉，这是一种全新的体验。这种强烈的不安感会让父母怀疑自己是否忽略了什么，或是做错了什么，从而导致焦虑。要是知道宝宝哭闹时你该怎么办，就好了！我们相信，读完本章后，你会知道该怎么办。

令人感到安慰的是，美国儿科学会把哭闹视作宝宝日常生活的一个自然部分。在他们的权威育儿百科中，我们能读到这样的话："所有的宝宝都会哭，经常没有任何明显原因。新生儿一天的哭闹时间加起来通常有1～4小时。没有哪个妈妈能做到宝宝每次哭时都能哄好，所以，不要期待你和你的宝宝能创造奇迹。

认真体会宝宝的不同哭声，你很快就能学会分辨他什么时候是想要人抱，什么时候是需要人哄，什么时候是需要解决吃喝拉撒问题，什么时候最好不要放任他哭。"[19]

把宝宝的哭闹当作信号，而不是看作对你的养育方式的评判。作为父母，你要学会判断宝宝的哭闹传达的信息，这样你才能做出适当的回应。学会解读宝宝的哭声，这一能力能给你为人父母的信心。那么，解密宝宝信号的关键是什么？

在婴儿期早期，哭闹是宝宝表达需求和不满的本能方式。饥饿的哭声不同于生病的哭声，困倦的哭声不同于"抱抱我"的哭声，而不适的哭声也不同于高需求的哭声。哭声的音量大小也很不同，有时，宝宝的哭声仅仅略高于抽泣，有时则是大声哭闹。需要注意的是，尽最大努力不让宝宝哭闹，或是宝宝一哭就"堵住"，很容易增加宝宝（以及你）的不适。哭时流的眼泪，有助于消除体内被化学物质激活的压力激素。

不可避免的冲突

在所有的育儿建议中，要远离来自两个边缘流派的建议：一个是"让宝宝哭个够"，另一个是"宝宝一哭就抑制住"。这两种建议对育儿没有任何帮助，因为它们要求父母抛弃常识，信奉极端信条。第一个流派源自第二章讲过的行为主义学派。对他们来说，结果（作息规律的宝宝）证明手段的正当性。但是在规定时间到来前，宝宝也会有正常的饥饿信号，如果完全按时间表喂养，那只能任宝宝怎么哭都不管。另一个极端是亲密育儿，这个流派倡导宝宝一哭就抑制住，其背后的依据是错误的假设：它假设宝宝哭闹是焦虑的表现，而焦虑来自所谓的出生创伤。

一项有趣的研究表明，婴儿期被允许哭闹且哭闹时间在正常范围内的宝宝，1岁时精力充沛，善于积极解决问题。当宝宝和父母中间有障碍物时，这些宝宝会设法绕过障碍物，回到父母身边。他们既不容易紧张，也不容易害怕。与之形成对比的是，经常一哭就被父母抑制住的宝宝，无法克服与父母之间最简单的障碍，他们往往会坐在那里抽泣，等着别人来解救。这些宝宝完全失去了自助的主动意识。[20]

这证明了什么？如果父母抑制住宝宝的哭闹，而没有根据需求积极解决眼前的问题，宝宝就会因此学会依赖哭闹来解决他们遇到的所有问题。如果父母抑制住宝宝的所有哭闹，而不是根据宝宝的需求来管理，会在无意中阻止宝宝的大脑形成其他重要联结。

例如，宝宝很快就会明白，某个行为通常会引发可预知的反应。如果宝宝因为饥饿而哭闹，他就可以喝到奶。如果宝宝因为便在纸尿裤里而哭闹，纸尿裤就会被换掉。如果他被吓了一跳，就会有人安慰他。他还会学会，如果被放进婴儿床里，他接下来应该睡觉。这种学习联结不断积累，将会构成复杂的技能，包括自我安抚和解决问题的能力。如果父母试图抑制所有哭闹，就会剥夺宝宝的联结学习模式。

理解宝宝的哭闹

要理解并适当地回应宝宝的哭闹，关键在于评估哭闹发生时的情境，而不仅是哭闹本身。在出生后的最初5个月里，宝宝的哭闹可以分为6种：其中3种是异常哭闹，另外3种是正常哭闹。异常哭闹信号表示有些事情不对劲，需要核查。正常哭闹也代表某种信号，但是需要不同类型的回应。

异常哭闹

喂奶过程中哭闹，喂奶后立即哭闹，或是睡得正香突然哭闹起来，这3种情况都需要父母的额外关注，因为这几个时间点都不是正常哭闹时间。不要静候哭闹自行平息，而是要积极探究，找到问题的根源。

喂奶过程中哭闹。如果宝宝没有吃到足够的乳汁，或是进食速度不够快，就可能在喂养过程中哭闹起来。出现这类状况的原因有很多，包括宝宝含接乳房的姿势不正确，或是排乳不畅（见附录四"监测宝宝生长"）。

喂奶后立即哭闹。如果宝宝经常在喂奶结束30分钟内哭闹，又不是因为困倦而且哭声听起来很痛苦，可能原因包括以下几种。

● 吞入气体。宝宝在喝奶过程中往往会吞入空气，必须把这部分气体排出来。及时给宝宝拍嗝，方法是竖抱着宝宝，让宝宝靠在你的肩上，或是把宝宝扶坐在你大腿上，也可以让他趴在你的膝部（见第四章）。如果宝宝刚刚睡下30分钟就醒来，首先要考虑是不是困在宝宝胃中的气体惹的祸。如果是这种情况，宝宝的哭声通常很尖，音调很高。此时应该抱起宝宝，尝试拍嗝，并安抚一会儿，再把宝宝放回小床。

- 妈妈的饮食。如果宝宝是母乳喂养，检查一下妈妈的饮食。妈妈应避免吃大量乳制品和辛辣食物，并不是完全不能吃这两类食物，但是摄入量需要大大减少。

- 母乳质量问题。母乳喂养的妈妈可能泌乳量很充足，但是母乳质量不够高。如果问题出在这里，宝宝吃过母乳还不到1小时，就会发出饥饿的哭声。虽然这种情况十分少见，但仍然有5%的哺乳妈妈可能会遇到。如何改善这种状况？检查妈妈的饮食，并向儿科医生咨询。儿科医生可能会推荐一名营养师。

睡得正香突然哭闹起来。如果你的宝宝原本睡得正香，却突然大哭着醒来，可能是以上任何2个或3个因素共同作用的结果；也可能是昨晚睡得不好，或是上午太过忙碌，使宝宝日常睡眠规律被扰乱。原因也可能是第六章中描述的某种睡眠挑战。例如，宝宝小睡早醒，需要增加喂养频率，这可能表示你的泌乳量或母乳质量有所下降。这时当然要给宝宝喂奶，但不能止步于此。要努力找出宝宝为什么会突然出现饥饿表现。喂养间隔偏短，不一定说明你在培养宝宝的规律方面退步了，也可能表示你正在进行适当的调整，以便让宝宝顺利进入成长发育的下一个新阶段。

正常哭闹

除了前面提到的几种哭闹，其他哭闹都是正常的，也是可以预见的，比如喂奶前的哭闹，下午后半段及傍晚时段的哭闹，白天小睡或夜间入睡前的哭闹。

喂奶前哭闹。正常情况下，这种类型的哭闹持续时间通常非常短，因为宝宝接下来的活动就是喝奶。宝宝饿了就喂，如果宝宝经常还没到时间就出现饥饿表现，父母需要找出原因所在，而不是任由宝宝哭闹。规律是为你和宝宝的需求服务的，你不能让自己和宝宝成为规律的奴隶。

下午后半段及傍晚时段哭闹。大多数宝宝都有自己的"难哄时段"，特别是在下午后半段时间。配方奶喂养和母乳喂养的宝宝都会如此。你并不孤独：每天几乎在同一时间里，数百万父母都在经历同样的事情。这里的"数百万"可不是比喻。

如果婴儿秋千、婴儿躺椅、哥哥姐姐或祖父母都无法安抚烦躁的宝宝，就把宝宝放在婴儿床里。在自己的小床上，他至少还有机会入睡，从而解除所有人的短期痛苦。如果宝宝哭闹得特别厉害，而且很久无法改善，要考虑是不是饥饿引起的哭闹。妈妈的泌乳量怎么样？妈妈的饮食怎么样？当然，哭闹也有可能是肠绞痛和反流引起的。下一章将讲述与肠绞痛和反流相关的哭闹挑战。

入睡前哭闹。当你把宝宝放下，让他准备睡觉时，哭多久是由宝宝决定的，但父母要做好监控。对有的宝宝来说，哭闹仿佛是一种艺术般的表达方式，尽管父母费尽心思喂养、关爱和照顾他，他还是会哭。有的宝宝天生爱哭，特别是在入睡前，这不表示他的基本需求没有得到满足，只是因为他就是爱哭。你一定希望你的宝宝不是这种类型。美国儿科学会也承认上述事实："很多宝宝不哭一哭就无法自己入睡，让他哭上一会儿，他会更容易入睡。如果宝宝真的困了，他应该不会哭太久。"[21]

有的宝宝在睡眠中会呜咽几声，甚至轻轻哭出声来，这种情况并不少见。美国儿科学会的描述能帮你更好地理解这种现象："有时候，你可能觉得宝宝要醒了，但他其实只是处于非常浅的睡眠阶段。他可能会动来动去，出现惊吓反射，哼哼唧唧，甚至是哭几声——但他仍处于睡眠状态。他也可能暂时醒了，但是如果你不理，他马上就会重新入睡。这时，不要尝试安抚他，这是错误的做法，这样只会让他更加清醒，延迟他重新入睡的时间。正确的做法是让他烦躁甚至是哭几分钟，他会学会自己重新入睡的，无须依赖于你的帮助。"[22]美国儿科学会对此进一步解释："实际上，有的宝宝需要通过哭来释放精力，这样他才能入睡或是清醒过来。哭15～20分钟不会对宝宝造成任何伤害。不过，首先要确定宝宝哭闹不是因为饥饿、疼痛或是尿湿了。"[23]

如果让宝宝暂时哭一会儿有助于宝宝养成良好的睡眠习惯，那就让他哭一会儿，这样总比养成不良的睡眠习惯要好。不良睡眠习惯带来的坏处，比暂时哭一会儿大多了。良好的睡眠习惯带来的好处很早就能体现出来。宝宝睡得好，吃得就会更好。此外，不管是白天还是夜间，你可以把入睡的宝宝放下，去忙自己的事。有着良好睡眠习惯的宝宝会很快入睡，醒来后精神饱满。养成良好睡眠习惯还有一个好处是，即使在别人家里，你也可以把宝宝放下，他同样能自己入睡。

有的宝宝入睡前会哭15分钟；有的宝宝每次哭的时间不同，从5分钟到35分钟都有可能。如果宝宝哭了15分钟还没睡着，去看一看宝宝，轻轻拍拍他的背，也可以抱他一会儿，然后再把他放回婴儿床上。记住，你不是在训练宝宝不哭不闹，而是在教他怎样自己入睡。

识别不同的哭闹模式

识别并了解宝宝的哭闹模式、气质类型或个人风格，能够帮你辨识宝宝的真正需求。有的宝宝睡前哭闹模式呈钟形曲线：先是轻声呜咽，音量逐渐增大到轻度哭号，再渐渐回落到轻声呜咽，然后他就睡着了。整个哭闹过程持续10～15分钟。第二种哭闹模式是，先哭10分钟，暂停1分钟左右，然后再哭5分钟，最后睡着。此外，还有一种模式。艾佐夫妇有个孙女，从轻声呜咽直接攀升到号啕大哭，哭到高峰时突然收声，然后躺下沉沉睡去。过了最初的一个月，她的哭闹时间发生了明显变化，平均每次哭5～10分钟。最后，哪次哭、哪次不哭，她开始有了选择性。但是，3月龄后，她极少在睡前哭。不管是白天还是晚上，健康的持续睡眠已成为常态。

努力了解你的宝宝的哭闹模式，一旦掌握了他的特点，你就能知道，对他来说什么是正常的。他可能有时哭、有时不哭，但是，如果你有耐心，并了解你的宝宝，回报将会十分丰厚：宝宝白天睡得好，夜间能睡整夜觉。

需要特别警惕的哭声

每个宝宝都会哭，这是正常的，你得允许宝宝哭。但是，有一些特别的哭声是需要警惕的。例如，尖锐、刺耳的哭声可能是内源性或外源性损伤的征兆。如果这样的哭闹持续存在，应该向儿科医生咨询。

宝宝哭闹模式发生明显改变，可能是生病的信号。如果宝宝哭闹的频率和持续时间突然增加，或者哭声小而尖，需要格外警惕。这时，你应该向儿科医生咨询。对采用父母引导式育儿法的宝宝来说，表示饥饿或口渴的哭闹具有可预知性。如果宝宝在喂奶后表现得很满足，就可以确定这种异常哭闹不是饥饿和口渴的缘故。按需喂养宝宝的哭闹没有可预知性，父母只能凭借猜测，并因此陷入焦虑。

如果宝宝经常喝完奶不到1.5小时就开始哭闹，并且有饥饿的表现，那么很大程度上是因为没有吃饱。如果是母乳喂养，妈妈需要检查自己的母乳供应量，以及影响泌乳量的各种因素。

还有一种需要谨慎对待的哭闹是，宝宝睡到一半突然尖声大哭起来，原因可能是胀气，也可能是母乳中的某种物质引发的。妈妈当天早些时候摄入的某种物质，可能会进入母乳。如果宝宝一直这样哭闹，需要检查一遍宝宝的身体。

回应宝宝的哭闹

应该让宝宝哭多久？异常哭闹要立即回应，其他类型的哭闹请遵循以下3个步骤。

想想宝宝处于他日常规律中的哪个时段。 小睡结束了吗？还是他刚刚睡到一半，需要重新入睡？他是不是需要睡觉了？他是不是在婴儿秋千里待得太久了？是不是玩具掉了？是不是吐奶了？这是不是他每天的常规烦躁时段？以上只是宝宝哭闹的部分可能原因。除了饥饿之外，宝宝哭闹的原因还有许多，而且都是正当理由。先确定原因，然后再以适当的方式回应。

留意倾听不同类型的哭闹。 即使是在最初的几天或几周里，你也能区分宝宝的不同哭声和哭闹模式，只要多加留意，专心倾听就可以了。你可能会发现，宝宝的哭声来得突然，去得也突然，特别是在入睡前。通过倾听，你可以找到适当的回应方式。

采取行动。 别忘了，有时候最好的行动是不采取任何行动。例如，宝宝的尿布是新换的，他也吃饱了，现在是睡觉时间，那就让他学习自己入睡。可能这才是宝宝真正需要的。如果你总是让宝宝边喝奶边入睡，那么你只是让他培养起一种哄睡依赖，这对宝宝没有好处。

如果宝宝哭了，注意他哭了多久。妈妈们经常会惊讶地发现，貌似无休无止的哭闹实际上只持续了几分钟。在倾听和等待之后，如果仍然没有平息的迹象，进房间检查宝宝的情况。往他的小床里看看，看他有没有窝到角落里。如果是这样，帮他挪一挪位置，轻轻拍一拍他的背，然后离开房间。

有时你的判断是需要抱起宝宝，即使只是为了安慰他，让他知道一切正常。有时候宝宝就是想让妈妈抱抱，没有什么理由。重点是：你的判断会带给你多种选择，但是因为你自己受不了而堵住宝宝的哭闹，这不应该成为选择之一。

什么时候应该抱宝宝、安抚宝宝

当然，你每天都有几小时要抱着宝宝。当你照顾宝宝、给宝宝喂奶的时候，会自然而然地抱着他。逗宝宝玩时，把他抱在怀里轻轻摇晃，给他哼一首甜美的歌曲。不管是高兴的时候，还是不高兴的时候，宝宝都喜欢得到关注。你也喜欢被关注，不是吗？然而，你需要了解的是，在宝宝烦躁的时候，你的关注很容易过度。

当宝宝需要安抚时，应该安抚他，但是别忘了这个基本问题：此刻应该给宝宝哪种安抚？如果是尿布湿了，换尿布能安抚他；如果是饿了，喂奶能安抚他；如果是被吓了一跳，抱抱能够安抚他；如果是困了，睡觉能够安抚他。宝宝也可以通过其他方式获得安抚，比如轻轻摇晃，听妈妈唱歌，躺在婴儿手推车里出去散散步，或是听音乐。安抚可以来自不同的人，除了妈妈，爸爸、哥哥姐姐和祖辈都是很好的安抚人。

妈妈的乳房并不是宝宝唯一的安抚来源，这对宝宝来说其实是好事。对此，妈妈也应该感到安心。妈妈应该认识到，在不同的情况下宝宝需要接受不同形式的安抚。如果你只依赖某一种安抚方法，比如喂奶，你就不是真正在安抚宝宝，只是通过激发他的吮吸反射，从而堵住他的哭声而已。如果把喂奶当作唯一的安抚形式，就会忽略宝宝真正的需求。

◎ 小 结

作为父母，需要学会识别宝宝的不同哭声。相信你的判断，然后自信地回应你的宝宝。有智慧的父母懂得倾听、思考，然后采取行动。不要害怕别人的目光，要不断努力，认真体会，积累经验，然后据此采取行动。别忘了，随着宝宝的成长，他的哭闹模式可能会发生改变。他吃饱了，干干净净的，尿布干爽，也很健康，但是有一天，他在睡前突然开始哭闹起来，就把这当作宝宝的正常发育阶段吧。

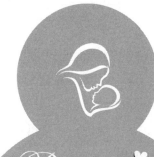

Babywise

第八章

肠绞痛、反流、
无法安抚

宝宝是个新生命，是个奇迹，新父母在见证这一奇迹的同时，也很容易感到不知所措。需要学习的育儿知识太多，而且谁都有犯错的时候，父母引导式育儿法的规律性能缓解新父母的大部分焦虑，因为它让宝宝的生活有了秩序，在父母的心里注入了自信。但是，生活中并非凡事都可以预知，当宝宝不按规律出牌，在非正常时间哭闹时，父母该怎样办？他可能会哭着要喝奶，但是才吃了几分钟就不吃了，拒绝吸吮乳房或是奶瓶。他可能会痛苦地弓着背，拒绝你的安抚。他的表现还可能更加令人担忧，每次喂养后都会大口吐奶，好像把整顿奶都吐出来了，或者原本睡得好好的却突然醒来，痛苦地大哭。遇到这些情况，你应该怎么办？

　　在上一章中，我们对比了正常哭闹和异常哭闹。有的宝宝在喂养前或睡觉前哭闹。他们每天至少会有一段烦躁时间，经常是下午后半段，其他时间则相对较为平静。这些是婴儿的正常哭闹时间，是在意料之中的。但是，如果父母遇到下文中阿谢尔或罗斯这样的宝宝怎么办？这两个宝宝表现得十分饥饿，但是含接妈妈的乳房并吸吮几分钟后，他们会突然停止吸吮，开始大哭大闹，而且拒绝继续吸吮。他们哭累后会入睡，但是只睡30分钟就醒来，开始新一轮的饥饿和哭闹，持续令人抓狂的循环。父母也可能会碰到卡莱卜这样的宝宝，你根本无法安抚他，他总是十分烦躁。在喂养前、喂养过程中和喂养后，他都会尖声哭闹，会因为腹部疼痛而蜷起双腿。也有的父母会遇到米卡这样的宝宝，6个月以来他每顿喂养后都会呕吐。父母找不到宝宝不舒服的原因，他们痛苦不堪，一方面绝望、疲劳，另一方面十分担心宝宝的情况。这几个宝宝的详细情况如下。

阿谢尔的故事

根据妈妈阿什莉的描述，每次哺乳时阿谢尔都有下面的表现。

"阿谢尔先发出常规的饥饿信号，起劲地吸吮。然后，他会突然停下来，推开我，开始尖声大哭。我知道这不正常，但到底出了什么问题呢？我尝试了各种办法。我调整了我的饮食，尝试增加哺乳次数，尝试减少哺乳次数，尝试哺乳过程中多次换另一侧，尝试频繁地为他拍嗝，但这些方法都没有用。阿谢尔睡得也不好。他白天一觉非常短，只能睡30分钟，而且让他入睡非常困难。他夜间通常会醒四五次。我怎样都无法安慰我的宝宝。"

米卡的故事

以下是惠特妮描述的儿子米卡的情况，虽然略有不同，但同样令人焦虑。

"我的大宝福雷斯特吐奶厉害（每次喂养后拍嗝，口水巾都会湿透），但是他并不痛苦，体重基数大（出生体重9磅11盎司，约4.39千克）。他的各项生长数据始终处于生长曲线的顶端，所以，我从未怀疑他是不是患肠绞痛或反流。二宝米卡出生后，我发现米卡也有类似的表现。从2日龄开始，米卡在每顿喂养后都会大量吐奶。开始我以为他和老大一样，只是爱吐奶而已。米卡快满1周龄时，我丈夫说：'他这样肯定不正常。'2周龄时，米卡每天吐40~50次。有时，他吐得特别多，我都怀疑是不是应该重喂，因为他好像把所有奶液都吐出来了。最初的3个月里，他的喂养规律是每隔2小时喂一次，这让他的睡眠周期一塌糊涂，同时牺牲的还有我的睡眠！我很气馁，很焦虑。我记得有一天晚上我累得精疲力竭，凌晨2点时忍不住大哭起来，心想：'我永远都别想休息了，他不可能好好睡一觉！等他不吐奶，又该喂奶了，然后开始新一轮的循环！'现在我意识到，当初大宝福雷斯特在新生儿时期经历的可能是类似的问题。"

罗斯的故事

罗斯的妈妈萨利回忆说："在我大儿子罗斯小的时候，我们很快就注意到他爱吐奶。他往往会把吃下的很大一部分奶液又吐出来，可能是在喂奶过程中，也可能是在喂奶后。如果我把他抱起来拍嗝或是换另一侧喂奶，他就会吐奶，有时口水巾会湿透。他在每次喝奶后15~20分钟吐奶。3周龄时，我们注意到罗斯出现吸吮困难，吃到一半会突然推开我大哭起来。从一定程度上来说，哺乳对我俩来说都成了痛苦。罗斯会反复地推开我，弓起背，哭闹起来，然后尝试再次吸吮，之后又推开我。虽然他睡得还不错，但是3月龄时凌晨3点左右还是会醒来，而且体重增长速度一般。"

卡莱卜的故事

卡莱卜的困境更加令人揪心。他的妈妈史蒂芬妮写道："卡莱卜出生于2004年3月24日清晨，出生方式是'计划性剖宫产'。医生宣布，他是个健康快乐的宝宝，体重6.5磅（约2.95千克）。他吸吮很好，食欲旺盛，进食兴致高，但他经常呕吐。医生说他拥有安静的性情和随和的脾气，但他的安静和随和只持续了几天。

"到了第一个周末，状况直转之下。卡莱卜变得非常烦躁，看上去很痛苦、很难受。他可能会连续睡1.5小时，然后突然尖声大哭着醒来，身上沾满了呕吐物。2周龄体检时，医生给卡莱卜测量了体重和身长，告诉我他长得非常好，他的体重已经从出生时的6.5磅（约2.95千克）增加到9磅（约4.08千克）。我把上述问题告诉医生，但是医生让我放心，说这'只是肠绞痛和轻度反流'。我坚持认为问题没这么简单，但医生还是安慰我，说没什么好担心的，因为宝宝的体重增长状况良好（2月龄体检时，他的体重已经是出生体重的2倍）。

"事实上，并不是一切都很好。卡莱卜的情况越来越严重，他在喂养过程中会弓起背，身体硬得像块木板。他把腿蜷缩到腹部，胳膊紧紧地夹在身体两侧。他的身体老是硬挺着，给他换尿布、穿衣服和洗澡都很麻烦。他的情况很严重，必须看胃肠科医生。胃肠科医生询问了卡莱卜的病史，给他检查身体，然后做了腹部超声检查。医生根据检查结果判断，卡莱卜得了重度胃食管反流病（gastroesophageal reflux disease，GERD）。"

本章阐述3个医学问题。这3个问题的诊断标准不同，但是症状相关，都有哭闹和吐奶表现。这3个问题如下。

- 肠绞痛。
- 胃食管反流（GER）。
- 胃食管反流病（GERD）。

我们希望，上面4位宝宝的遭遇能起到提醒作用，让你对相关问题有所了解，这样，一旦你的宝宝出现任何类似的不适，你就能积极主动地寻求医生的帮助。阿谢尔、米卡、罗斯和卡莱卜4位宝宝的体重都在增长，但这不表示他们在医学上一切正常。没有人能像父母一样了解自己的宝宝，如果你觉察到宝宝有不对劲的地方，为了你能安心，也为了宝宝的健康，一定要及时向医生咨询。

哭闹与肠绞痛

不好带的宝宝和患有肠绞痛的宝宝表现差异很大。不好带的宝宝有时会烦躁，在其他时间则相对安静，不管是白天还是晚上。患有肠绞痛的宝宝几乎总是处于易激惹状态，不管是白天还晚上。肠绞痛症状包括尖声哭闹，伴有以下腹部严重不适表现：蜷缩双腿，用力挥舞胳膊，哭闹厉害，怎么哄都哄不好，还会放屁。单看这些症状，肠绞痛像是消化功能紊乱，但其实不是。

大多数理论认为，肠绞痛是宝宝神经系统发育还不完善的结果。新生儿从出生便开始面对各种各样的刺激，而他的神经系统还不能很好地处理这些刺激。约20%的婴儿会患肠绞痛。肠绞痛通常在2～4周龄开始出现，一般在3月龄消失。"真正的肠绞痛"在医学上无须担心，这里强调"真正的"，就说明肠绞痛很容易误诊。肠绞痛会让全家人紧张、焦虑。宝宝哭闹不止，怎么哄都哄不好，会给父母带来很大的精神压力。最好有亲朋好友伸出援助之手，让疲惫的父母暂时休息一下，帮助他们渡过暂时的危机。

妈妈能做些什么

如果有医学方法能治疗肠绞痛就好了，或者有家庭自助妙方能缓解宝宝的疼痛也行，可惜没有。令人欣慰的是，虽然肠绞痛很让人头疼，但并非没有希望，它会随着宝宝的成长而自愈。如果你的宝宝有肠绞痛表现，你可以参考来自有经验的妈妈的建议。

（1）如果宝宝哭闹厉害或大量吐奶，一定要向儿科医生咨询，排除一切医学原因。询问医生怎样做能缓解宝宝的症状。如果你觉得医生没有认真对待你的担忧，就换个医生咨询。

（2）记住，所有的宝宝都是不同的，因此，能奏效的应对措施也不同。找到对你的宝宝奏效的方法，然后坚持实施。有的妈妈发现，给宝宝打襁褓，把他包裹起来，有一定作用。有的妈妈发现，洗温水澡有用。也有的妈妈发现，把宝宝放在婴儿秋千里或震动的烘干机旁边（不是烘干机上），会有所帮助。如果你的宝宝是配方奶喂养，可以换一种配方奶试试。儿科医生会给你相关建议。

（3）母乳喂养的妈妈可能发现，妈妈饮食中的某些食物可能会诱发宝宝的不适。首先，可以去掉饮食中的产气食物（如豆类、西蓝花、菜花、甘蓝、洋葱和大蒜）和所有辛辣食物。然后，去掉奶制品、含咖啡因和酒精的食物。食物的回避要有系统性，这样才能找到惹祸的可能是哪种或哪类食物。如果问题出在食物身上，回避后两三天内宝宝的肠绞痛症状就会明显缓解。几周之后，逐渐把每种食物加回你的饮食中，并注意观察宝宝的反应。

（4）让宝宝远离二手烟，特别是对于已经表现出肠绞痛症状的宝宝。

（5）让宝宝喂安抚奶嘴会有帮助，特别是在每次喂养后。安抚奶嘴能安慰宝宝，帮助他放松下来，不过也有的宝宝不爱用安抚奶嘴。研究显示，与不使用安抚奶嘴的宝宝相比，使用安抚奶嘴的宝宝发生婴儿猝死综合征的概率明显更低。

（6）患有肠绞痛的宝宝需要频繁拍嗝。如果是配方奶喂养，可以换一种奶瓶或奶嘴试试。防胀气奶瓶和奶嘴经过特殊设计，能够减少宝宝在喝奶过程中吞入的空气量。有些防胀气奶瓶的瓶体有弧度，有些有排气孔，有些内衬袋可以随着奶液的减少而回塌。每次喂奶后，让宝宝横向趴在你的双膝上，轻抚宝宝的背部。你的膝盖对宝宝的腹部产生一定压力，有助于缓解他的不适。

（7）大多数新生儿耐受快速运动的阈值都很低，特别是有肠绞痛困扰的宝宝。电视屏幕的闪烁就是一种快速运动。宝宝的神经系统仍在发育过程中，很难处理快速闪动的光线和不断变换的声音，这类刺激可能会进一步加大他所承受的压力。尽量在光线柔和的地方给宝宝喂奶。

（8）有的宝宝则刚好相反，有节律的运动或持续重复的声音（通常被称为白噪声）能够安抚他们的情绪，甚至这两者都有帮助。有的妈妈会小心翼翼地把宝宝放进婴儿秋千里，然后放在能持续制造噪声或震动的家用电器旁，比如洗碗机、吸尘器、洗衣机或烘干机。

照顾好你自己

新父母可能会发现，晋级后的最初几个月，一切都难以置信地艰辛。如果你的宝宝有肠绞痛，日子会更加难熬。怎样做对宝宝最好呢？对宝宝最好的做法之一，是照顾好你自己。只要在合理范围内，就尽量维持宝宝的作息规律，如果觉得无法承受了，就休息一会儿。请家人或朋友暂时接手，即便只是一两个小时也好。虽然困难时期你会感到度日如年，但是别忘了这个令人欣慰的事实：宝宝长大一些后，肠绞痛会不治而愈。

胃食管反流与胃食管反流病

与肠绞痛相关的最大医学风险，不在于肠绞痛本身，而在于它的症状。具体地说，肠绞痛的症状与一些严重疾病的症状很像，因此，可能掩盖这些严重疾病，如牛奶蛋白过敏、乳糖不耐受、胃食管反流和胃食管反流病。

胃食管反流病是一种严重的新生儿消化系统疾病，很容易被当作肠绞痛而误诊。胃食管反流病和胃食管反流不同。胃食管反流就是普通反流，宝宝只有吐奶症状，没有其他不适，也不需要医学治疗，宝宝生长状况良好，不烦躁。胃食管反流病不同，**会引起剧烈疼痛，如果不加以治疗还可能导致厌食**。卡莱卜的病例显示，他吐奶严重，有疼痛表现，怎么哄都哄不好，可是由于体重增长状况良好，耽误了一段时间才得到正确的诊断。胃食管反流病需要医学关注，干预方式通常是使用抑制胃酸分泌的药物，但少数情况下也可能需要手术修复。令人鼓舞的是，这种病症通常可以得到良好的控制。

关于反流

说明：为了方便起见，以下"反流"一词既包括胃食管反流，也包括胃食管反流病。

世界范围内，每天约有250万婴儿出生，其中许多都会经历轻度反流。随着消化系统逐渐成熟，反流症状会慢慢好转。据估计，在美国，3%～5%的新生儿在出生后的最初几个月里会出现轻度到重度的反流症状。反流的发生，通常是因为胃和食管连接处的括约肌还没有发育成熟。在正常情况下，括约肌松弛使得我们能够吞咽、打嗝或是呕吐，然后括约肌立即关闭。如果括约肌始终处于松弛状态，或是时不时松弛开来，这时食物混合着胃酸逆行进入食管和咽部，引起灼痛感，这就是反流。

反流通常首发于宝宝出生后的最初几周内。反流通常可以自愈，但是在极端病例中，可能导致厌食，因为宝宝已经把喝奶和痛苦联系在一起。情况严重时，可能导致宝宝体重大幅下降或患上**食管炎**，并最终导致宝宝"生长迟缓"。当反流严重到一定程度，观察已经不够，需要高度医学关注时，我们就说宝宝得了胃食管反流病。

很多有反流症状的宝宝虽然吐奶严重，但是精神愉快，生长也正常。这些小不点儿有时被称为"快乐吐奶宝宝"，几乎不需要医学干预。他们生长良好，不会异常烦躁，也没有明显的痛苦表现。他们的反流通常会自愈，没有并发症。但是，也有较小比例的宝宝遭受着严重婴儿胃灼热的折磨，需要医学关注，比如上面的4位宝宝阿谢尔、米卡、罗斯和卡莱卜，这些宝宝患的是胃食管反流病。

胃食管反流病的最重要指征之一是无法安抚，也就是宝宝一旦哭闹起来怎样哄都哄不好。宝宝哭闹是因为疼痛。如果确实是胃食管反流病，医生开了抑制胃酸分泌的药物后，宝宝的情况应该在2天内就会有所改善，14天内明显好转。如果始终没有改善，应该立即向医生咨询，想办法帮助宝宝。

要确诊胃食管反流病，有多种诊断性检测可以选择。医生会根据宝宝的症状决定进行哪种检测最合适。医生建议的治疗方案或检测有什么好处，又有什么坏处，如果你不能接受或是不了解，就换个医生问问。不管宝宝患的是哪种反流，父母都会有精神压力。你必须有信心，也要了解反流，这样才可以更好地配合医生，一起帮助宝宝缓解症状，让宝宝舒服些。

除了用药，母乳喂养妈妈还要回顾自己的饮食中是否存在可能加重宝宝症状的食物。哺乳时宝宝的身体姿势也很重要。抱着宝宝时，把他的上身抬高30°（母乳喂养或配方奶喂养宝宝的最自然倾斜角度），这种姿势与水平抱姿相比，反流发生频率更低。

肠绞痛、反流与父母引导式育儿法的规律

如果宝宝有肠绞痛或反流（包括胃食管反流和胃食管反流病），父母可能会认为，父母引导式育儿法的规律不适合他们，但事实恰好相反。父母引导式育儿法能帮你看到进步，给原本杂乱无章的生活带来秩序。虽然你可能需要根据宝宝的独特情况来调整父母引导式育儿生活程序，但是你仍然能为宝宝提供最好的照顾，能够应对宝宝的特殊需求。我们来看一看，肠绞痛和反流问题是如何影响宝宝的喂养、清醒时间和睡眠的。

对规律的挑战

总的来说，要尽量保持宝宝的作息规律。有反流症状的宝宝要考虑增加喂养频率，间隔小于常规推荐的2.5～3小时（可以每隔2小时喂一次）。缩短喂养间隔对宝宝有好处，因为这样他每次的进食量会有所减少。胃处于充盈状态时承受的压力更大，这会加重反流症状。你觉得多长的喂养间隔对宝宝最有帮助，就按照这个规律来安排宝宝的生活。

父母引导式育儿法的一般原则保持不变，包括建立健康的"喂养—清醒—睡眠"周期。对于有反流症状的宝宝，培养稳定的睡眠模式可能需要更长时间，但是最终一定能成功。阿谢尔直到6月龄才能睡整夜觉，做到整晚一次都不醒。不过，同样应该提及的是，有些有反流症状的宝宝在13～18周龄就能睡整夜觉了。

保持环境的柔和安静。试试打襁褓，以便最大限度地减少额外刺激和压力。抱宝宝时动作要轻柔，既不要上下颠、左右晃，也不要过度拍背。

如果宝宝没有完全按照书本上的描述来生长，也不要担心，没有哪个宝宝的生长完全符合教科书的描述。你也不必把他与别的宝宝相比，虽然你的宝宝有消化系统疾病，但他对你来说是独一无二的，你要学会欣赏他的独特之处。

喂养时间与清醒时间

作为父母，在喂养问题上要避免走向两个极端：一是任宝宝饿着不喂，二是过度喂养。一定要频繁给宝宝拍嗝。

保持喂奶环境安静舒适。关掉电视和任何吵闹的音乐（有的新生儿不喜欢这种声波震动）。

每次喂奶后，尝试让宝宝的上身保持竖起姿势至少30分钟，或是把宝宝的床头位置略微垫高（不能大于30°），这样可以促进消化。

如果某次喂养时间超过45分钟，立即停止喂奶，让宝宝睡一会儿。可以把他放回小床上。如果宝宝睡着了，也不要担心。宁可让他下次提前醒来（还不饿），也不要为了饱足喂养而让他吸吮1小时，否则只会让父母和宝宝都疲惫不堪。

有些采用母乳喂养的妈妈的乳汁供应非常充足，乳汁产生得又快又急，宝宝需要快速地大口吞咽，这样容易吞入过多空气，从而引起胀气，结果加重了反流症状。如果你的奶水供应也是这种情况，让重力来帮忙。你可以斜靠在躺椅上，或者靠着枕头斜躺着（用枕头支撑是为了不完全躺下），这样重力可以减慢奶阵来临时乳汁喷出的速度。还有一个方法是分开食指和中指，呈剪刀形，轻轻夹住乳房，以控制奶阵来临时乳汁喷出的速度。当奶阵来临时，用毛巾接住最初喷出的乳汁，等到乳汁喷出的速度降下来后再继续哺乳。

为了让宝宝减少吐奶，每一次喂奶都应适度。美国儿科学会建议，如果宝宝已经被诊断为反流，吐奶后不要重新喂奶，应该等到下次喂养时间再喂。

对于用配方奶喂养的有反流症状的宝宝，在配方奶里添加婴儿米粉以达到增稠的目的，有时会有效果［通常是1盎司（约30毫升）配方奶液加1茶匙婴儿米粉，但要先询问儿科医生］。为了让混合后的配方奶能顺利流出，需要购买专门为此设计的奶嘴。

如果儿科医生为宝宝推荐了相关药物，询问可能有哪些副作用。一些药物会引起宝宝胃部痉挛，可能表现为肠绞痛。

给宝宝换尿布时，注意腰部不要束得太紧，否则会加大宝宝胃部的压力。

睡眠

如果宝宝在这一轮睡眠中只睡了35～45分钟，就尖声大哭着醒来，这时，你可以参考下面的实用建议。

在宝宝入睡前，试试给他打襁褓。如果宝宝哭得特别厉害，有时安抚奶嘴能帮助他平静下来。也可以简单地调整一下宝宝的睡姿。

如果宝宝习惯性地入睡45分钟就醒来，尖声大哭，好像很痛苦，怎么哄都哄不好，尝试在宝宝入睡40分钟后就轻轻地摇晃他，帮他安稳度过这个睡眠周期，以免他哭闹起来造成刺激过度。这个建议适用于刚出生至3月龄宝宝。

对于3月龄以上的宝宝，如果宝宝睡到一半就醒了，应立即给他用安抚奶嘴。如果宝宝已经完全清醒，抱起他，尽你所能地安抚他。你可以坐一会儿，走一会儿，轻轻摇晃一会儿，直到宝宝再次表现出困倦为止，然后轻轻地把他放回床上。

哭闹

反流的典型表现是喂奶过程中宝宝会哭闹不止，不含接乳房，每次吃得很少，一直哭到精疲力竭。小月龄宝宝应该一醒就喂奶。不要让有反流症状的宝宝大哭不止。

如果宝宝在喂养过程中有不舒服的表现，应停止喂奶，安抚他，帮助他放松下来，之后再继续喂奶。

有反流症状的宝宝竖起上身时，往往会感觉更舒服些，所以一般不愿意躺下，特别是平躺。美国儿科学会也认识到，平躺姿势可能会增加有反流症状的宝宝的哭闹概率，但是，考虑到婴儿猝死综合征统计数据，还是推荐平躺姿势。你可以与儿科医生探讨，哪种姿势最适合你的宝宝的具体情况。

别忘了要慢慢来，把注意力放在长远目标上，那就是为宝宝培养健康的"喂养—清醒—睡眠"周期。有的日子很顺利，有的日子就当作是通向这个大目标的垫脚石。一切养育都需要过程，尤其是有反流症状的宝宝。因此，不管是对自己还是对宝宝，都要有耐心。宝宝可能需要多花几周时间才会形成稳定的规律，但是目标一定会实现。

那四位宝宝后来怎样了

摘自阿什莉日记

"当阿谢尔被诊断为反流后，我们就知道要面对的是什么，这让一切变得轻松多了。使用药物后，阿谢尔的症状有了明显改善。6月龄时，他的反流问题已经消失。这时，他开始能睡整夜觉（夜间睡眠训练花了3天时间）。同时，他白天小睡也规律多了。最后，他形成了一天小睡2次（上午和下午各1次），每次睡1.5小时的习惯。他现在2岁，我们经常听别人说，阿谢尔晚上能轻松入睡，真是令人惊讶。他现在晚上睡12小时，白天睡2~3小时。"

摘自惠特妮日记

"3月龄体检时，医生给米卡开了兰索拉唑（Prevacid®），这种药效果非常好。这时，我们终于可以让他睡婴儿床，他开始能睡整夜觉了。到了15月龄，米卡终于不再需要吃药。18月龄体检时，他的生长曲线首次达到50百分位。米卡最初出现反流症状时，那么多人跟我说：'不就是多洗几件脏衣服吗？'回想起来，真是让我气馁。事实并非如此简单！我多希望自己当时就知道，应该继续坚持按规律养育有反流症状的宝宝，同时不奢求他能在8周龄时睡整夜觉。后来我了解到，有反流症状的宝宝在这方面会滞后，而且这并不表示宝宝、父母或父母引导式育儿法有什么不好，这对有反流症状的宝宝来说是正常现象。"

摘自萨利日记

"我们列出了宝宝的各种症状，拿给儿科医生看，医生立即怀疑是反流。她开了盐酸雷尼替丁（Zantac®）。两天后，我们发现罗斯已经发生明显变化。随着喂养的改善，他白天和夜间的睡眠状况也逐渐好转。罗斯一直吃母乳吃到13个月。等他开始用杯子喝水后，我们就把药停了，这时他的反流症状已经消失了。"

摘自史蒂芬妮日记

"因为卡莱卜的体重增长在健康范围内，所以，儿科医生选择使用药物，而不是侵入性治疗方法。药物起作用了，宝宝的反流症状很快缓解，最重要的是，他的小身体开始能放松了。1周后，卡莱卜夜间上床后能一觉连睡12小时。从那以后，他一直都睡得这么好。"

◎ 小 结

照顾患肠绞痛或有反流症状的宝宝是一项艰巨的任务，可能会给整个家庭带来很大压力，因此，父母应该尽早为宝宝寻求医学帮助。此外，如果父母能向亲友寻求帮助，日子就会好过些。比如，亲友可以帮忙提供饭食，或是让疲惫的父母休息一会儿。如果有可靠的人来帮忙照顾宝宝，你可以借此休息一会儿，不必担心。照顾这个小生命可以借助大家的力量，而且也确实需要大家一起努力。

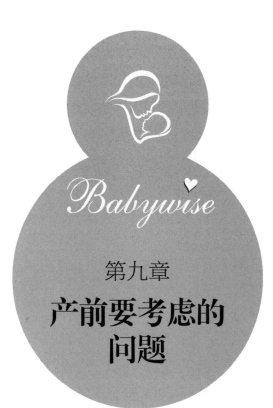

Babywise

第九章

产前要考虑的
问题

妈妈怀孕之后，家庭的日常生活最初并不会发生很大的变化。夫妻俩照旧履行自己的家庭职责和工作职责，干扰非常少。随着妈妈腹中的宝宝慢慢长大，妈妈的生活需要随之做出部分调整，但是总的来说，产前生活比产后要轻松得多。终于，宝宝诞生了！怀孕期间和分娩过程可能都非常顺利，但带着宝宝出院回家后，要想一切完全符合当初的设想，概率非常低。现实总是会让最初的设想变得面目全非。

　　期待与现实的矛盾，永远是育儿生活的一部分。所有准父母都至少曾有片刻相信，自己和街上那对可怜的夫妻一定不同。大多数女性都默默地相信：自己的孕期会不同；自己完全有能力带好新生宝宝，不会遇到任何挑战；自己的家庭生活很快就能恢复正常；而且，对于妈妈的各种慈爱表示，宝宝会回应以甜美的微笑和满足的咿咿呀呀。我们不想浇灭任何人的热情或期待，下面的提醒只是为了帮助你：如果你能提前做好思想准备，认识到婴儿时期随时可能会发生计划外的事，那么将来一旦育儿过程中出现意外状况，你就能更好更快地做出调整。相反，如果你认为每时每刻发生的事都能在自己的计划和掌控之中，不会出现任何意外干扰，那结果一定会让你失望。谁都不是神，不能完全掌控宝宝生活中的所有事情。接受这一现实，就是接受自己是人而不是神的事实。时间长了，你就能学会如何管理意外情况。宝宝的降生的确会改变你的家庭生活，为了尽可能地减少产后的被动调整，我们接下来讨论一系列相关话题。在宝宝出生前考虑好这些问题，对今后的育儿生活会有所帮助。其中部分话题在前面章节已提及，但是值得在此进一步讨论。

发育水平

虽然每个人都有自己的独特性，但是人类也有共性，人类发育过程的相似点是衡量宝宝生长发育水平的基础。生活规律能够促进学习，因为秩序和可预知性是学习过程的天然盟友。别忘了涟漪效应：良好的规律促进健康睡眠，优质睡眠造就清醒时间的最佳警觉度，而最佳警觉度能帮助宝宝与他周围的环境更好地相互作用。结果是，这样的孩子自信、快乐，需求较少，更容易相处，有安全感，而且健康。他们的注意力持续时间更长，拥有自控能力和集中注意力的能力，因此，学习速度更快。

婴儿的发育过程具有高度一致性，这表示哪个月龄能达到哪些新水平，婴儿之间的差异非常小。如果你的宝宝的发育进程好像比邻居家的宝宝慢一些，你也无须担心。有的宝宝4个月时冒出第一颗小牙，有的宝宝要到6个月时，这不表示出牙慢的宝宝有问题，只能说明他们不一样。育儿书（包括本书）提供的正常值通常是范围值，反映的是宝宝之间存在的正常差异。但是，如果宝宝过了正常月龄范围后还是没有获得某项技能，可能预示他存在肌肉或神经问题。例如，足月出生的2月龄宝宝趴卧时不能抬头，就会引起医生的关注；足月出生的3月龄宝宝被双手握着腋下抱起时，双腿交叉，或者平躺被抱起时，颈部肌肉控制力量不足，无法抬起头来，也会引起医生的关注。了解有关宝宝生长的各个发育指标，有助于大体评估宝宝的发育情况。如果觉得宝宝发育滞后，就要向医生咨询。如果宝宝的生长发育没有达到既定标准，叫作"发育迟缓"。

在美国，约12%的婴儿是早产儿。早产儿有一套不同指标。满2岁前，早产儿的发育水平会落后于足月儿。幸运的是，满2岁后，早产儿的各项发育通常就会赶上足月儿。

婴儿用品

除了汽车安全座椅和婴儿床，其他婴儿用品都不是必需品。走进婴儿用品超市，你很容易被琳琅满目的各种新奇、漂亮又花哨的婴儿用品迷住。商家会按照父母的喜好来营销婴儿用品和各种小物件。事实上，你的宝宝并不在乎什么时尚，时尚并不在他们"雷达"的接收范围内。所以，如果你的预算不允许你买那些

新奇漂亮的东西，那就不买，你无须为此担心。很多东西都可以
向亲戚朋友借，或者去跳蚤市场买，包括高脚椅、婴儿手推车、
尿布台和婴儿床。

婴儿监护器

婴儿监听器问世于20世纪60年代。新一代产品是监视器，有
视频功能，父母可以通过监视器听到和看到婴儿房里的情况。价
格方面，没有视频功能的监听器售价30美元起，而带夜视功能的
高清、彩色监视器售价400美元左右。

婴儿监护器值得投资，买哪种都可以，因为它能让你从远处
了解宝宝的情况，这扩大了父母的自由活动范围。宝宝躺在婴儿
床和游戏床里，或是长大一些后在自己的房间里玩的时候，父母
可以在家里别的地方活动。但婴儿监护器的缺点是，宝宝发出的
每个微小喘息、响动、抽泣或身体活动的声音，父母都能听见。
一开始，这些听起来很可爱，但时间长了，难免令人疲惫。夜深
人静的时候，婴儿监护器会放大每个声响，这会影响父母的睡
眠，使父母早上起来时脾气暴躁。对宝宝来说，最糟糕的就是一
大早撞见坏脾气的父母。所以，可以考虑在夜间把音量调低。需
要注意的是，婴儿监护器不是医疗设备，产品设计的目的不是预
防婴儿猝死综合征，而且它也无法预防婴儿猝死综合征。

儿童汽车安全座椅

儿童汽车安全座椅的使用时间很长，所以购买时要有长远

的考虑。有些儿童汽车安全座椅非常时尚，很适合婴儿时期的宝宝使用，但是可能不适合学步阶段的宝宝使用。为了避免二次购买，入手前要货比三家。

当宝宝坐在儿童汽车安全座椅里，你驾车时需要格外谨慎。为了保护宝宝的颈部肌肉，要防止他的头部左右摆动。有些父母会把布尿布或裹毯卷起来，垫在宝宝的头部两侧做支撑，防止宝宝的头部向两侧摇摆。也可以购买儿童汽车安全座椅专用内衬垫。不过，不管用什么方式，都要确保不能妨碍宝宝呼吸。你要小心驾驶，开车时心里要有保护宝宝的意识，别忘了急刹车对宝宝的伤害最大，因为宝宝的肌肉力量还十分薄弱。在宝宝满1周岁、体重达到20磅（约9千克）之前，面朝后的儿童汽车安全座椅安全系数最高。

婴儿床

婴儿床和摇篮不是产业革命的产物，这两种婴儿用品已经陪伴人类几千年之久。地中海沿岸的古代社会，比如古希腊、古罗马和以色列王国，都给宝宝使用婴儿床。摇篮是带摇摆功能的婴儿床，于中世纪开始流行，并成为财富和社会地位的象征。在原始情境下，妈妈把摇篮悬挂在茅屋的屋顶上，这样，她们经过时就可以轻轻地摇晃宝宝。婴儿床是你要拥有的一件最基本、最重要的婴儿用品。想一想你打算购买或借用哪种婴儿床，因为宝宝出生后的最初18个月里，近一半时间要在婴儿床里度过。

婴儿床的床垫应该与床架四周严丝合缝，质地要硬，质量要好。床垫和床架之间没有缝隙，这样能防止宝宝身体的某部分卡在两者之间。四周围栏需要高出床垫至少66厘米，以防止宝宝长大一些后自己爬到床外。

围栏上相邻栅栏条之间的距离不能超过6厘米。婴儿床防撞设备是很好的投资，安全系统高于枕头或毛绒玩具，因为后两者容易引起婴儿窒息。不要把婴儿床放在有穿堂风的窗前，也不要放在暖气管和通风管道附近，长时间吹热风会让宝宝鼻腔和咽喉干燥，从而影响呼吸道健康。美国儿科学会建议，不要让婴儿睡在柔软的物品表面上，比如水床、枕头或软床垫。

婴儿躺椅

婴儿躺椅并不是指汽车安全座椅。婴儿躺椅是一种重量很轻的便携婴儿专用座椅。宝宝从出生第一天开始就可以使用婴儿躺椅了。你会发现，在最初的几周和几个月里，婴儿躺椅是最有用的一件婴儿用品。婴儿躺椅往往配有安全带，所以，等到开始添加辅食时，你还可以让宝宝坐在里面吃辅食。当然，喂辅食最常用的是高脚椅，但是婴儿座椅更方便，特别是去朋友家做客或是在餐馆里吃饭的时候。

婴儿秋千

有的婴儿秋千能一边轻轻摇晃一边播放音乐，有的有多个倾斜角度和多挡摇晃速度可供选择。宝宝烦躁时，把婴儿秋千的速度调到高挡，能让他更快地平静下来；而低挡速度适合宝宝情绪放松、不烦躁的时段。喂奶后，宝宝的小肚子已经装满，这时可以调整倾斜角度的功能就派上了用场，它可以减少宝宝腹部承受的压力。

美国儿科学会推荐，等到宝宝能独坐时再使用婴儿秋千，通常是在7~8月龄。但是，大多数祖辈都会告诉你，只要宝宝能很好地控制头部和上背部，就可以使用能让宝宝斜躺的婴儿秋千了，不过前提是做好支撑，并系好安全带，以免宝宝动来动去，滑下座椅。

婴儿秋千不能长时间使用，每次最多20分钟，每天不超过2次，而且要时刻将宝宝置于父母的视线范围之内。当你因为有事要做，比如做饭，而让宝宝用婴儿秋千的时候，一定要一边忙手里的事，一边和坐在婴儿秋千里的宝宝说话。

不管是购买新的婴儿秋千，还是从朋友那里借用，一定要确保产品组装正确，底座足够宽大，重心足够低。虽然婴儿秋千极少发生倾翻，但如果重心没有落在正确的点上，或者宝宝的身体过多地倾向某一侧，倾翻的概率还是存在的。使用婴儿秋千时一定要系好宝宝大腿处和肩部的安全带——设计安全带，就是为了保护你的宝宝。

游戏床

等到宝宝培养了良好的喂养和睡眠规律后，父母就应该着手管理宝宝清醒时间的活动了。开始时，父母可以把游戏床当作便携式婴儿床，在宝宝出生后不久使用。等到宝宝能够抬头，能够手里拿着玩具玩的时候，游戏床可以用来练习趴卧。当宝宝能独坐时，待在游戏床里玩应该成为宝宝日常生活规律的一部分。《婴幼儿养育法》将会详细阐释这样做对宝宝发育的好处。

给宝宝洗澡

宝宝第一次真正洗澡的时间，不应该早于脐带脱落的时间（平均在出生后10～14天）。在脐带脱落之前，不要把宝宝的身体浸在水中。新生儿只需要擦浴。不要剪掉或是扭掉脐带残端，它在2周后的某个时间里会自然脱落。用棉签和外用酒精来保持脐带周围的清洁，也可以用酒精湿巾。每次换尿布后都要清洁脐带周围。

脐带脱落后，宝宝就可以在澡盆里洗澡了。确保洗澡水摸起来是温的，不能太烫。沐浴液要少用，因为它会让宝宝的皮肤变得干燥、发痒或起皮。

绝不能在无人看护的情况下将宝宝单独留在水里，即使宝宝能够独坐后也不行。这样做存在潜在危险，风险太大，哪怕只是1分钟，也可能发生严重意外。

毯子时光

当5月龄宝宝躺在小毯子上伸展四肢，玩弄着色彩亮丽的玩具或是牙胶环时，你可能很难相信他正在学习，事实上，学习过程的确已经开始。毯子时光有利于早期学习，因为它能让宝宝集中注意力去探索，而且毯子可以作为宝宝的活动界限，还方便移动。等到宝宝能抬起头来，用手摆弄物品的时候，就可以开始安排毯子时光了，这个时间可能早在4月龄。开始时每天让宝宝玩5～10分钟，然后逐渐延长时间，具体时长以宝宝乐于接受为准。毯子的好处是便于移动。你可以把毯子铺在家中任何地方，哪里方便，就铺在哪里。宝宝去祖辈家里做客的时候，他们也会觉得很方便。

亲子情感联结

"情感联结"这个术语来自20世纪80年代一个颇有争议的母婴理论。现在，人们习惯性地用它来描述人与人之间的情感联系。原理论假定，在宝宝出生后不久存在一个妈妈的敏感期，这个时期妈妈必须与宝宝进行目光接触和肌肤接触，这样妈妈才能建立起与宝宝之间的长期亲子联结。大多数人认为，亲子联结对宝宝有好处，但其实这一理论强调的是妈妈，认为如果妈妈在分娩后未能立即和宝宝建立起情感联结，她就更有可能压抑自己的爱和保护欲，从而被动地拒绝自己的宝宝。读到这里，你可能会替那些产后没有机会立刻抱宝宝的可怜妈妈担心，先等等，你还需要了解的是，**研究并没有证实这一理论声称的因果关系。**虽然一些动物表现出此类本能趋向，但是以此为基础推测理性的人类也会有同样的反应，这在科学上是不成立的。人类学，也就是以人类为研究对象的学科，与以动物为研究对象的动物学，是不大相同的。[24]

另外，虽然情感联结理论存在不合理之处，但是不能抹杀父母和宝宝初次相见的美好。那一刻，妈妈抚摸着宝宝，说着温柔的话语，流下幸福的泪水，记得拍照记录下这个难忘的时刻。如果宝宝出生后就与妈妈暂时分离，妈妈的爱也不会因此减少，宝宝也不会因为出生后几小时或几天内的情感联结缺失，而承受永远的心理损伤。[25]

剖宫产

剖宫产是通过腹壁切口和子宫切口取出胎儿的分娩方式。剖宫产的决策时间可能是预产期到来之前，原因可能是已知疾病或突发并发症；决策时间也可能是自然分娩过程中，原因是突发并发症。不管是哪种情况，医生做决策的基础是怎样做对产妇最有利。

头胎妈妈的产程通常在剖宫产手术前就已经开始，这意味着，她的身体要经历产程和手术两大过程，宝宝也一样。经紧急剖宫产出生的宝宝，出生后最初几周里往往会略显倦怠或烦躁。剖宫产宝宝的坏脾气可能源自妈妈使用的药物。不过，通常到了第3周一切就正常了。在采用父母引导式育儿法的宝宝中，剖宫产宝宝开始睡整夜觉的时间并不比其他宝宝的滞后。

由于剖宫产是大手术，带宝宝出院回家后，你要给自己一段恢复时间。宝宝睡觉的时候，你也要休息。

如今，剖宫产率升高了，原因之一是医学技术的发展能更好地保护宝宝；原因之二是状告妇产科医生的诉讼增多了，迫使医生采取低风险保守治疗方案。剖宫产是一项医疗决定，并不能反映一位女性做妈妈的能力，它的主要目的是寻求健康结局。

摇篮帽

成人皮肤细胞经常脱落，只是我们没有注意到。对婴儿来说，新的皮肤细胞迅速增长，比旧细胞的脱落速度更快，结果是旧细胞粘连在新细胞上面，皮肤表面像是长了鳞状或白色斑状皮疹。这种情况通常出现在宝宝的头部、耳部和前额，因此被称为"摇篮帽"。摇篮帽没有危险，也不具传染性，更多的烦恼出自父母自己，而不是宝宝。医生多半会推荐一款乳霜，并建议观察一段时间。医生还会告诉你，不必为此担心。

摇篮死亡（Crib death）

健康宝宝突然死亡，被称作摇篮死亡，也叫婴儿猝死综合征（SIDS）。全球每年报告婴儿猝死综合征死亡案例7000例。

就我们目前的知识而言，婴儿猝死综合征既无法预测，也无法完全预防。死亡者中男婴居多，早产儿占比较多。发生率较高的群体包括年轻单身妈妈的宝宝，以及家中有一个或一个以上吸烟者的宝宝。儿童在1岁前都有发生婴儿猝死综合征的可能，但2～4月龄间发生概率最高。在冬天和气候比较寒冷的地区，婴儿猝死综合征发生率更高。

研究充分显示，不让宝宝趴着睡，而是仰卧着睡觉，能够降低婴儿猝死综合征风险。[26]不过，还不确定仰卧睡姿是风险降低的直接因素，还是间接因素。仰卧睡姿能避免宝宝的口鼻直接压在松软或易阻断气流的物品（床垫、枕头、床围）上，从而避免了风险？婴儿猝死综合征是此类物品直接导致的，还是与趴睡姿势的生物力学有关？要解答这些问题，还需要做进一步的研究。在此之前，如果你对宝宝的睡姿有任何疑问，建议你向医生咨询。不用担心仰卧睡姿会妨碍健康睡眠模式，目前并没有任何相关证据证实这个问题。

尿布、清洁臀部和尿布疹

作为新父母，你可能会选择一次性纸尿裤或是布尿布，这只是个人偏好的问题。一般情况下，你每次喂奶时都要给宝宝换尿布。采用父母引导式育儿法的宝宝每天要用6～8片尿布，与喂养次数一致。不过，后半夜那顿奶例外，除非尿布湿透、有便污，或是宝宝长了尿布疹。后半夜不换尿布，是因为你的目的是帮助宝宝学会睡整夜觉。等到宝宝能一夜连睡8~10小时不醒时，夜间用的纸尿裤要比白天用的大一号。如果你的宝宝用的是布尿布，那么夜间一次用两块。

新生宝宝的皮肤十分敏感，因此，建议不要使用从商店购买的婴儿湿巾，更好的做法是用清水和棉布代替。等到宝宝3月龄时，他对婴儿湿巾的敏感性会大大降低。含羊毛脂的湿纸巾最佳。

清洁宝宝的臀部时，方向一定是从前向后（绝不要从后向前），特别是对于女宝宝，这样可以预防传播可能引起尿路感染的细菌。要特别留意宝宝大腿和臀部的褶皱处。对于男宝宝，建议用一片干净的尿布挡住他的外生殖器，因为接触空气会刺激男宝宝排尿。

包裹尿布的地方可能会长尿布疹。引起尿布疹的原因包括念珠菌感染、食物过敏、出牙或是尿布脏了很久没换等。如果你的宝宝皮肤特别敏感，就更容易长尿布疹。要预防尿布疹，最好的方法是尽量保持宝宝的皮肤干爽、清洁。因此，你需要经常给宝宝换尿布，以免尿液和粪便刺激宝宝的皮肤。

只要护理得当，同时涂抹非处方药膏，大多数尿布疹几天内就会消退。无论你的宝宝使用什么药物，都要仔细阅读使用说明，看药物有什么副作用。如果尿布疹长时间不退，就要向医生寻求专业诊治。阅读附录一中有关尿布疹护理和治疗方法的更多内容。

新生儿发热和生病

如果新生儿有生病迹象，或者发热超过38℃，要立即向儿科医生咨询。发热是宝宝自身免疫系统正在对抗感染的迹象，但是，由于宝宝身体的免疫系统要到3月龄才会完全启动，因此，新生儿更容易受到感染。儿科医生十分重视小月龄宝宝的发热。发热表示存在感染，可能性有很多，包括耳部、膀胱、肾或是肺，因此，只有专业医生才能找出具体原因。发热是生命中不可避免的一部分，幸运的是，在我们生活的这个时代，大多数常见细菌和病毒感染经医学干预后都很容易治愈。

祖辈

祖孙关系十分特别。你希望一有机会就让祖父母或外祖父母疼爱宝宝，这可以理解，但是，不要期待你的父母一定乐于帮忙照顾宝宝。如果他们主动帮忙，也不要滥用他们的慷慨。最重要的是，不要把为人父母的职责完全转交给你的父母。虽然他们可能很喜欢孙子孙女，对育儿这件事还颇有些心得，但他们不是宝宝的父母——你才是。我们建议你给祖父母或外祖父母买一套"如何更懂你的宝宝"，这样他们就能知道你在做什么，以及你为什么要这样做。这样，宝宝身边的家人就能够保持观点一致，共同努力。

在这里，我们想对爸爸说几句：在宝宝降生的那个日子里，许多祖辈会不远千里赶来，大家都十分兴奋，充满热切的期待。但是，祖辈的来访可能是福，也可能是祸，具体要看你们之间的关系如何，以及祖辈和你们的观念有多接近。你可以要求他们推迟几天再来，甚至是推迟1周。到那时，你们已经初步熟悉了育儿的基本程序，有点儿心得了。如果妈妈产后家里马上多一个精力旺盛、性格强势的亲属，对新妈妈来说将是个很大的挑战，这时，爸爸要站出来，控制好局面，保护自己的妻子，使妻子免受那种压力，这样对每个人都有好处。

免疫接种

保护儿童免受脊髓灰质炎、白喉、麻疹等多种严重传染性疾病的伤害，是当代最伟大的壮举之一。为了让你的家庭能分享这一福音，一定要带宝宝去接种医生推荐的疫苗，而且要按时接种。因为不断会有更优质的疫苗问世，所以疫苗接种时间表也经常发生变动。从现在开始到孩子大学毕业，你要经常向儿科医生索要最新的免疫时间表。在本书成书期间，美国疾病控制与预防中心推荐婴儿接种的疫苗包括以下几种。

- 乙肝疫苗。
- 轮状病毒疫苗。
- 百白破疫苗（DPT）。
- B型流感嗜血杆菌疫苗。
- 肺炎球菌疫苗。

- 脊髓灰质炎灭活疫苗。

- 流感疫苗（季节性疫苗）。

- 麻腮风三联疫苗（MMR）。

- 水痘疫苗。

- 甲肝疫苗。

互联网是获取健康信息的宝贵来源，但是很多网站对疫苗安全性的描述是错误的，由此误导了读者。经常有人向我们询问，鲍勃医生（Dr. Bob）提出了替代疫苗方案，专家称其为"对疫苗科学彻头彻尾的歪曲"，两者到底谁是谁非？专家的理由更加充分。关于这个问题，请查看美国权威机构的公开警示和声明，包括美国儿科学会、美国儿科医师协会（American College of Pediatricians，ACP），以及总部位于美国亚特兰大市的美国疾病控制与预防中心。

如果你对具体疫苗以及整体的免疫接种有任何问题，请向儿科医生咨询。但无论如何，请一定要按时给宝宝接种疫苗。

微波炉与奶瓶

如果宝宝吃的是配方奶，父母自然会考虑用微波炉来加热配方奶。用微波炉加热时，**一定要打开奶瓶盖，让热量能散发出去，以防瓶体爆炸**。注意，微波炉加热食物不均匀，会导致局部过热，加热后一定要充分摇晃奶瓶，然后滴一滴奶液在你的手腕内侧，测试温度是否合适。

对于吸出的母乳，由于温度过高会破坏母乳中的营养物质，我们建议不要用微波炉解冻或加热母乳。正确的做法是，把装有母乳的容器放在装有温水的碗或小号平底锅里加热。

不管喂母乳还是喂配方奶，大多数宝宝都会用到奶瓶。清洗和消毒奶瓶、奶嘴十分重要。其中，微波炉奶瓶消毒器的安全性最高，它把消毒盒放在微波炉内进行消毒。这种消毒器可以在大型婴儿用品商店购买到，型号多种，价格不一。如果你家的洗碗机有盛放奶嘴和其他小部分的笼位，用洗碗机清洗和消毒奶瓶也可以，不过前提是放碗碟之前要擦干净，要求肉眼看不到残留物（也就是说，你不能把洗碗机当厨余垃圾处理器用）。冲洗环节结束后，把奶瓶和其他部件里残留的水分甩干净，有助于在烘干环节充分干燥。

哺乳双胞胎

父母引导式育儿法是双胞胎和多胞胎父母的良师益友，特别是能为他们提供母乳喂养方面的有益建议。有经验的双胞胎妈妈发现，最好让每个宝宝各吸一侧乳房，方向固定，每次喂养都让宝宝吃同一侧，这有助于让妈妈的母乳供给更好地适应每个宝宝的独特需求。让其中一个宝宝来决定哺乳节律，然后让两个宝宝都遵循同一个时间表。如果执行这个节律时你必须叫醒另一个宝宝喂奶，那就叫醒他。

产后的头几周，你可以采用橄榄球式哺乳姿势同时给两个宝宝喂奶。橄榄球式也叫侧抱式，哺乳时妈妈屈肘，用手和前臂托住宝宝的背部和头部。随着宝宝慢慢长大，两个宝宝就不得不分开喂了。除了这一点区别，你可以按原样实施父母引导式育儿法的所有其他方面，包括喂养规律和睡整夜觉。愿你能充分享受双份幸福！（下一章讨论双胞胎和多胞胎。）

安抚奶嘴和喂拇指

给新生儿使用安抚奶嘴好处很多。安抚奶嘴有助于满足宝宝的非营养性吸吮需求；安抚奶嘴能安抚宝宝的情绪，预防焦虑感乘虚而入；如果妈妈需要等几分钟再喂宝宝，安抚奶嘴就可以起作用。此外，研究显示，安抚奶嘴有助于降低发生婴儿猝死综合征的风险。

不过，需要提醒几点。第一，母乳喂养的宝宝不要过早开始使用安抚奶嘴。过早使用安抚奶嘴可能会导致宝宝爱上吸吮安抚奶嘴，而不是妈妈的乳房，因为吸吮乳房更加费力。第二，吸吮安抚奶嘴能带来快乐，可能会让宝宝**产生依赖**。例如，宝宝可能依赖安抚奶嘴入睡，中间醒来时需要靠安抚奶嘴重新入睡。安抚奶嘴是小月龄宝宝的父母的"朋友"，但是要注意，别让它在6~8个月后变成父母的"敌人"。

婴儿期、学步前期以及学步期儿童喂拇指和其他手指，更多是出于习惯，而不是出于寻求安慰的深层次心理需要。婴儿在焦虑、疲劳甚至是平静的时候，都会发现喂手指非常舒服。与安抚奶嘴不同的是，拇指就长在宝宝的身上，所以更容易养成嘬拇指的习惯。幸运的是，50%的宝宝在6~7月龄间主动放弃嘬拇指。如果过了这一时期宝宝仍然经常吸吮安抚奶嘴或嘬拇指，你可以在《婴幼儿养育法》中找到解决方法。

早产

虽然大多数妊娠持续40周或更久，但是孕37周出生的宝宝也被称为足月儿。孕37周前出生的宝宝被称为早产儿。20世纪80年代，美国的早产率下降到3%~5%，而今天这一比例已接近13%。早产率剧增的原因有两个：一是试管婴儿技术的提高增加了双胞胎和多胞胎的出生率；二是产科学和新生儿学的发展提高了早产儿的存活率，甚至胎龄23周的早产儿也能存活。

据估计，目前胎龄23周的早产儿存活率是17%；胎龄24周的早产儿存活率翻了一番还多，达到39%；胎龄25周的早产儿存活率是50%。同一个宝宝，如果能坚持到26周胎龄，他的存活概率将猛增到80%。从32周胎龄开始，大多数宝宝无须医学干预也能存活。

虽然大多数早产儿都存在某些健康风险，但是出生时胎龄越接近足月，出现严重并发症的风险就越小。对早产儿来说，体重也是重要因素。孕32周出生的宝宝，体重远远低于孕40周出生的宝宝。低体重会带来喂养挑战，因为早产儿食欲低下，每次摄入的奶量很少。从事高危早产儿护理的儿科医生通常会推荐这类宝宝喝早产儿配方奶，其热量和营养素含量更高，或是推荐在母乳中加入母乳添加剂。

由于早产儿的出生往往不在计划内，了解各种可能性以及相关风险，能够帮助父母更好地应对意外情况。有许多口碑良好的医学网站提供有关养育早产儿的相关信息，并允许用户提问。

产后抑郁

在宝宝夜间能一觉连睡6小时或更长时间以前，妈妈都不得不对抗疲劳，这是正常的，而且是意料之中的事情。但是，如果你发现自己在产后6周复查后，情绪还是大起大落，连最简单的家务都无法处理，或者白天总是眼泪汪汪，请向产科医生咨询。在这个时候，这样的心理状态和情绪水平是不正常的，是产后抑郁的征兆。如果不及时向医生寻求帮助，你和整个家庭要付出的代价会超过你的承受能力。

按照严重程度划分，产后心理问题有3种。第一种是产后情绪低落，程度最轻，大多数女性产后都会出现这种情况，通常在产后第四天或第五天达到高峰，一般在10～14天内痊愈。经历产后情绪低落的妈妈往往会为了一点儿小事抹眼泪，感到自己无力应对，很容易分散注意力，还有点儿失眠。与产后抑郁不同，产后情绪低落不是一种孤立状况，除了忧郁之外，还会有喜悦、兴奋和快乐的感受。

第二种是产后抑郁，可能在产后数天甚至数周后出现。很多卫生保健权威人士认为，产后抑郁比单纯产后情绪低落更加严重。产后抑郁的妈妈会感到心情不佳、伤心、悲观、绝望和疲劳。她们往往会焦虑不安、易躁易怒、独自垂泪、无法集中注意力，还可能会出现睡眠和食欲问题。让自己和宝宝的生活保持良好的规律，能大大缓解产后抑郁症状，因为这能让你获得高质量的休息和适当的营养。如果妈妈发现自己产后几周后仍然异常忧郁，应该向产科医生咨询。

第三种叫产后精神病。产后精神病是最糟糕的精神状态，它往往会让患者脱离现实生活，其症状包括幻觉、妄想、有自杀或杀人念头以及思维紊乱。有躁郁症史的妈妈更容易患产后精神病。患这种疾病的妈妈应该尽早看医生。1000位分娩女性中会有1位患上产后精神病。这可不是小事，需要尽早治疗，刻不容缓。

添加辅食

给宝宝添加辅食不表示要断奶。母乳或配方奶仍然是宝宝首要的热量来源。添加辅食是因为宝宝已经达到一个生长点，只依赖液体喂养已经无法充分满足他的营养需求。

开始添加辅食的时间通常是4~6月龄。虽然美国儿科学会倾向于建议等宝宝满6月龄后开始添加辅食，但是儿科医生会根据宝宝的独特营养需求，为你提供相应的指导。在开始给宝宝添加辅食前，要观察宝宝的一些发育特征。宝宝必须能够控制颈部和头部肌肉，能够坐直上身（有支撑）。在具备这些技能的同时，宝宝趴卧时头部能够离开毯子并保持1分钟以上。

宝宝准备好吃辅食还有其他一些表现。一日奶量虽已达32盎司（约937毫升），但宝宝仍然有饥饿表现。母乳喂养宝宝的对等表现是，24小时内饱足喂养6~8次，但仍然有饥饿表现。对于夜间睡眠模式稳定的宝宝，16~24周龄间异常夜醒，或是原本白天小睡规律现在却会早醒，这些也表明宝宝需要增加营养摄入。有关给宝宝添加辅食的具体细节，见《婴幼儿养育法》。

打襁褓

大多数新生儿都喜欢包裹带来的安全感。打襁褓是传统，也是我们鼓励的做法。打襁褓不仅能帮助宝宝安静下来，对烦躁的宝宝有安抚作用，有助新生儿睡眠，还能最大限度地减少可能让宝宝惊醒的惊吓反射。给宝宝打襁褓并不难，用普通的包巾或襁褓巾都可以。

需要提醒的是：不要裹得太紧，以免妨碍宝宝的呼吸和血液循环；毯子不要遮住宝宝的脸。当然，过段日子宝宝就不喜欢打襁褓了，他会通过一些表现提示你的，对此，遵从宝宝的意愿就可以了。

出牙

出牙指的是牙齿从牙龈中萌出，是生长过程中的一个正常过程。第一颗小牙通常在5～7月龄间萌出。一般先出两颗下门牙，然后出两颗上门牙。女宝宝乳牙萌出的时间往往比男宝宝的早。但不管是男宝宝还是女宝宝，到了2岁左右，20颗乳牙应该全部出齐，或是几乎全部出齐了。

出牙不会干扰母乳喂养，因为哺乳中用到的吸吮反射是由舌头和上腭完成的。牙齿萌出时，宝宝可能会感到不适、易激惹、烦躁、唾液增多，还可能会出现低热，但是不会破坏喂养规律。出牙可能会对宝宝的睡眠造成轻微干扰，但是不足以破坏稳固的睡眠模式。

大约在宝宝萌出第一颗小牙的时候，就应该带他看一次牙医。至少要保证在宝宝1岁生日前带他看一次牙医，进行婴儿口腔健康检查，这非常重要，因为早期评估和早期教育是预防儿童期口腔疾病的关键。口腔科医生会帮助你准确评估宝宝的龋齿风险，教你怎样安全、有效地给宝宝刷牙。另外，早点儿开始看牙医，还能帮助宝宝熟悉口腔诊所的环境。

母乳离断

按照今天的定义，母乳离断指的是给宝宝添加母乳之外的食物，作为母乳的替代品或补充品。母乳离断开始于父母给宝宝提供第一瓶配方奶，或是宝宝吃到第一口婴儿米粉时。母乳离断是个循序渐进的过程，由于涉及母乳喂养，开始离断母乳的最佳时间因人而异，并没有固定月龄。

开始离断母乳后，一次只断一顿母乳，然后隔三四天再断下一顿。这一间隔能给妈妈的身体一段适应的时间，让她逐渐减少泌乳量。通常来说，下午后半段那顿奶最容易断，因为这是一天中最繁忙的时段。根据宝宝的月龄大小，选择用配方奶或牛奶（儿科医生一般会建议，宝宝在满1岁前不要喝全牛乳）代替这顿母乳，奶量是6～8盎司（177～237毫升）。1岁以内的宝宝可能还没有断母乳或戒奶瓶，但是在这段时间，妈妈必须提前规划，让宝宝从6～7月龄开始学习使用学饮杯。《婴幼儿养育法》提供了相关建议。

用配方奶喂养的宝宝可以从10～11月龄开始，从奶瓶逐渐过渡到用学饮杯喝奶。开始给宝宝戒奶瓶时，先从中午那顿奶开始，隔几天再分别戒掉早晨和下午后半段这两顿奶的奶瓶，夜奶要放在最后。这是个过程，需要持续一段时间，你要有充分的心理准备和足够的耐心。

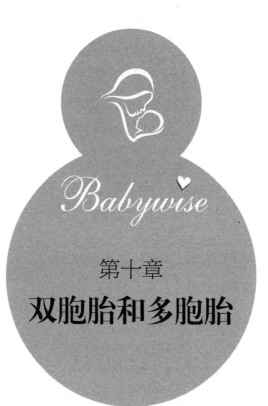

Babywise

第十章

双胞胎和多胞胎

宝宝是上天的恩赐，双胞胎和多胞胎是对父母的加倍恩赐。但是，如果家有双胞胎、三胞胎，甚至更多胞胎，幸福便伴随着大量的工作。这是简单的加法吗？不，是乘法！

　　所有育儿工作都需要提前规划，养育双胞胎和多胞胎更是如此，因为一旦出现意料之外的状况，狼狈的程度也是加倍的。养育一个宝宝的父母，一次只犯一个错误；养育三胞胎的父母，一次会犯3个错误。积极的一面是，当你做得正确的时候，成功也是加倍的。

　　在我们家，我们喜欢把养育三胞胎当作一场永不散场的"派对"。当我们的3个儿子还是小小早产儿，需要每隔3小时喂一次奶的时候，我们把喂奶当作家人娱乐和聚会的机会。几个"喂奶人"会坐在同一个房间里，聊聊自己当天的经历，一起说笑话、讲故事或是唱歌。就算是凌晨3点起来喂奶，家人也会彼此相托相依，这鼓舞着我们，让我们把半夜喂奶看作联络感情的机会。

从一开始，宝宝就能感受到你的态度。如果你把照看宝宝当作负担或苦差，你的宝宝会以"小负担"的方式来回应你，这样一来，你就真的在办苦差了。调整心态，把每天的经历都看作一场冒险，要知道，宝宝的每个成长阶段都弥足珍贵。

带宝宝出院回家

多胞胎妊娠早产风险高，因此，早期的最大挑战是如何同时护理几个低体重的宝宝。宝宝可能要在新生儿重症监护室（NICU）里住一段时间，在达到安全体重、具备吸吮技能后的某一天，宝宝就可以回家了。刚回家时，他们可能还带着呼吸暂停监护器和心脏监护器（呼吸暂停监护器能让你确信宝宝仍在呼吸）。

婴儿床。小月龄宝宝自己很难挪动位置，所以可以把两个甚至3个小宝宝放在同一张婴儿床上。当他们长大些，能够在婴儿床里扭来扭去时，再让他们分床睡，这样可以降低宝宝相互影响而导致窒息的风险。

尿布。三胞胎每天会用掉24～30片尿布，所以，尿布费用可能成为你们家庭预算中的一项重要开支。你有几种选择，需要权衡考虑。显然，花费最少的选择是买布尿布，自己清洗。但是，如果考虑每天清洗的工作量，那么时间成本和精力成本会非常高。此外，布尿布还潜藏着一个风险，它会提高尿布疹的发病率。此外，跟纸尿裤相比，布尿布要更换得更勤些，因为它的吸水性能更差，尿湿后宝宝会感到很不舒服。多胞胎的父母会发现，记清谁换过尿布、谁还没换已经很难了，更不用说去关注谁在非常规时段排大小便了。

一次性纸尿裤更好用，如果纸尿裤湿了但没有及时更换，宝宝也不会感到不舒服。我个人更喜欢给宝宝用一次性纸尿裤。

你需要帮助

在为双胞胎或多胞胎妈妈提供咨询的过程中，我发现她们最容易犯一个错误——自以为能够独自应付育儿挑战。她们的预算往往很少，不考虑雇人帮忙，她们总是打算自己完成所有的育儿任务。千万不要盲目自信，你根本无法独自完成。

请人帮忙不一定非要花钱，也有别的选择。亲属们通常都乐于帮忙，特别是如果你的宝宝作息很有规律的话。你的邻居中也可能有热心人士，如果你开口求助，他们也许会乐意帮忙。

当人们问你是否需要帮忙时，你要回答："需要！"你可以准备一份日程表，这样一旦有人主动提出要帮忙，你就可以告诉他们在哪天、什么时候来帮你——当场定下来——并立即给他们分配一项任务。你可能需要有人帮你照看宝宝。如果帮忙的人时间有限，请他们帮你完成每周一次的可预知任务，比如洗衣服、去百货商店购物，或是去药店买东西。如果你在养育双胞胎和多胞胎宝宝，那么你要勇于请人帮忙，这是你能在混乱中保持理智的关键。

喂养双胞胎或多胞胎

你打算母乳喂养宝宝吗？很多双胞胎或多胞胎的妈妈都可以母乳喂养宝宝。母乳喂养是不是一个正确的选择，是由你和宝宝决定的。它在很大程度上取决于宝宝出生时的发育成熟度，宝宝是否需要住新生儿重症监护室，你是不是剖宫产，以及你生的是几胞胎。双胞胎的妈妈母乳喂养成功的可能性，比三胞胎的妈妈要大。如果你出院时宝宝也一起回家了，建立母乳喂养模式就容易多了。

正如第四章阐释的那样，母乳是营养全面的完美食物。母乳容易消化，能提供优质营养，所含蛋白质和脂肪的比例刚刚好。母乳还能提供额外的抗体，有助于宝宝早期免疫系统的建立。如果你的宝宝住在新生儿重症监护室里，即使你不打算亲自哺乳，也可能希望通过用电动吸奶器吸出奶来为宝宝提供母乳。很多儿科医生推荐这种做法。母乳中的抗体对早产儿的好处尤其明显。但是，如果你无法为宝宝提供母乳，也无须内疚，不要认为吃配方奶的宝宝就一定容易生病，这不是事实。

　　每个宝宝都是不同的。你可能计划母乳喂养每个宝宝，却发现其中一个更喜欢用奶瓶而不是直接吸吮乳房。有的妈妈以轮转哺乳的方式成功母乳喂养所有宝宝，具体方法是每顿奶都有一个宝宝用奶瓶，其他宝宝直接吸吮乳房，下顿奶按顺序轮换。有的妈妈能够分泌充足的乳汁，足够喂养三胞胎。准备一台优质的电动吸奶器将很有帮助，它能帮你刺激和维持足以喂养多胞胎的母乳供给量。你可以在哺乳一个或两个宝宝后，用吸奶器把母乳吸出来，用奶瓶把吸出的母乳喂给第三个或第四个宝宝。一旦喂养模式建立起来了，妈妈和宝宝也学会了其中的技巧，母乳喂养会变得相当轻松。但是开始的时候并不容易，特别是在经历了高危妊娠的考验之后。放低对自己的期待，向专业泌乳顾问咨询以获得可靠的建议。单凭直觉可能无法完成母乳喂养多胞胎的任务，你多半需要指导。

　　如果你的新生宝宝既是低出生体重儿又是早产儿，那么他们很可能大多数时间都在睡觉。你也许会发现，他们几乎从来不会主动醒来，就连换尿布、洗澡、喂奶的时候，他们也可能处于睡着的状态。早产儿会以逃避和睡觉的方式来响应刺激，所以不要试图阻止他们睡觉。尽你所能让他们喝下奶液，但是2.5～3小时内喂奶时间不要超过30分钟。确保从这顿奶开始到下顿奶开始，间隔不超过3小时。尝试30分钟完成一个宝宝的喂养和拍嗝任务，然后把已经睡着的宝宝放回床上，这个周期里剩下的2～2.5小时让他好好地睡。即使宝宝吸吮效率低下，只能吃下正常奶量的一小部分，或是喂养后大量吐奶，你也要坚持这样的喂养规律。如果30分钟上限已到，即使宝宝吐奶了，也不建议重新喂奶。如果宝宝吐奶是在开始吸吮10分钟后，建议尝试重新喂奶，直到满30分钟为止。

喂养新生儿和早产儿，一项重要任务是正确评估他们是否摄入了充足的液体。每个宝宝每天都应该尿湿6~8片尿布。如果你的宝宝吃的是母乳，湿尿布片数还能帮你判断宝宝的含接姿势是否正确，宝宝是否吃饱了。但是对双胞胎和多胞胎的父母，特别是多胞胎的父母来说，记清谁尿了、谁没有尿，可能没那么容易。在产后的最初几周，你处于睡眠剥夺状态，可能很多事情都记不清，所以，要用笔记录下来。把《健康宝宝生长记录表》放在尿布台旁，并坚持填写。你可以用不同颜色的笔来区分不同的宝宝，每个宝宝都用专门的颜色，这样记录宝宝的喂养进程会容易些。

随着宝宝逐渐长大，喂养会变得容易些，到时你多数情况下能在30分钟内完成每个宝宝的喂养。每个宝宝的生活规律都要严格坚持"进食—清醒—睡眠"顺序。当一个宝宝夜间醒来喝奶时，叫醒其他几个宝宝一起喂。但是，如果某个宝宝喂养时间还没到就提前醒来，一定要坚持不给他喂奶，否则喂奶会成为一种变相的奖励。正确做法是检查尿布是不是脏了，帮助宝宝平静下来，引导他自我安抚，重新入睡。

双胞胎和多胞胎的睡眠

对双胞胎和多胞胎来说，睡眠十分重要，不仅能让宝宝心情愉快，还能让你安心。对于新生儿，特别是两个或更多小小的早产儿，父母很容易把注意力放在每顿奶量、喂养间隔，以及体重是否持续增长上。从我家的三胞胎宝宝出生之日起，我和我丈夫就开始实施父母引导式育儿法。我们已经把父母引导式育儿法推荐给了许多双胞胎和多胞胎的父母。喂养和体重增长的真正关键点在于睡眠。如果你想让宝宝好好喝奶，想让他健康成长，就教他好好睡觉。宝宝休息得好，吃奶就好。疲惫、焦虑、睡眠剥夺的宝宝则会大声哭闹，烦躁不安，无法有效吸吮，还会反复吐奶。

如果宝宝没有达到饱足喂养就睡着了，你可能担心他1小时后会饿醒。我也曾担心过！让我惊讶的是，他们往往会一直睡到下顿奶的时间，醒来时精力更加充沛，而且能够饱餐一顿。总的来说，如果把关注点放在新生儿睡眠，而不是热量摄入上，宝宝最终会获得更多营养。因为睡眠好的宝宝精力更加充沛，消化能力更强，吸吮也更加有力。

随着双胞胎和多胞胎宝宝逐渐成长，他们会形成明确的清醒时间和睡眠时间。新生儿或早产儿几乎总是在喂养过程中睡着，甚至喂养时间到了也不会自己醒来。随着周龄的增长，虽然喂养过程中宝宝仍然可能犯困，但是稍加刺激，就能完全清醒过来，而且在喂养结束后还能玩上一会儿。双胞胎和多胞胎宝宝的清醒时间，应该包含一部分独自玩耍的时间。到了该睡觉的时候，宝宝可能变得烦躁，转移注意力也不管用，这表示他们想睡觉了。如果时间到了，可是宝宝们看上去一点儿也不困，还十分快乐，那就让他们睁着眼睛躺下。你不能同时抱着两个、三个或更多宝宝轻轻摇晃哄睡，这根本无法实现。宝宝们都需要学会自我安抚入睡。事实上，所有宝宝都需要学会有耐心，学会自我安慰，这是两项至关重要的生活技巧。妈妈和爸爸每个人只有一个怀抱、两条胳膊，这意味着他们的能力是有限的。尤其是宝宝生病或焦虑的时候，宝宝的自我安慰能力十分重要。如果宝宝能早早地学会自己入睡，那么当他们感到困乏时就会主动去睡觉，而不是大哭大闹，让自己变得更加焦虑。

如果你的双胞胎或多胞胎宝宝出生后一直住在同一个房间里，不必担心他会吵醒对方，他们懂得如何让对方停止哭泣。所以，当一个宝宝哭闹时，不要把他们分开。当小不点儿们哭得特别厉害时，你可以每10分钟进一次房间，轻轻拍拍宝宝，让他们知道一切正常，也可以检查一下尿布湿了没、脏了没。你的角色是导师，引导他们学会如何自我安慰。等宝宝停止哭闹了就离开，不要等他们睡着了才离开。你的目的是让他们醒着时就躺在床上，让他们有机会自己独立入睡——不能哄睡，比如摇晃或轻拍。哄睡双胞胎和多胞胎，听起来容易做起来难，父母在体力上很难应付。

每个"喂养—清醒—睡眠"周期的开始和结束都要有秩序

地进行。每次睡前，分别抱起三胞胎，换尿布，然后放进婴儿床里，就需要15～20分钟。父母最容易犯的错误，是让宝宝在清醒时间里玩着玩着就在婴儿躺椅或婴儿秋千里睡着了。父母可能忙着做家务，可能在接电话，也可能在帮某个宝宝解决问题，结果却发现其他宝宝坐着睡着了。虽然宝宝是独立入睡，但是睡的地方不对——正确的地方是他们自己的婴儿床。如果这种情况经常发生，当他们躺在婴儿床上时，就很难学会自我安抚入睡。虽然时不时会遭遇意外事件，但要尽量提前规划，在你没有分神的时候，就把醒着的宝宝放在婴儿床上。这样，即使宝宝有时会坐着睡着，也是偶然事件，而不会形成习惯。

关于睡眠，双胞胎和多胞胎的父母问得最多的问题是："我家宝宝快满4个月了，每隔4小时喂养一次，但晚上还不能睡整夜觉，为什么？"我鼓励这些父母尝试白天严格按照3小时间隔喂养，以此来改善夜间睡眠。通常，这些父母3天后就打电话来，说"奇迹"发生了，现在其中一个或所有宝宝晚上都能一觉连睡8小时了。

这是训练睡整夜觉的第一准则：在宝宝夜间能连睡9～10小时前，不要延长白天的喂养间隔。白天每隔3小时喂一次奶，才能让宝宝理解日夜的差别，同时也能充分满足宝宝的营养需求。坚持以3小时为周期的基本规律，能同时实现这两大目标。

随着宝宝慢慢长大，一个全新的问题出现了：在6～9月龄时，宝宝们会发现彼此很有趣，这时"派对"才真正开始！你面临的是个甜蜜的负担，他们一起玩得太开心了。一个哭，另几个不会醒，但是当一个在笑或嬉闹时，另几个会醒。他们是"天生的一对儿"。遇到这种情况，一个有效的方法是给早起的宝宝准备一个玩具，让他在床上安静地玩，这样他的兄弟或姐妹才能接着睡。在我们家，宝宝睡着后，我们会在小床上放几个没有噪声的小玩具，这样，先醒的宝宝就可以一个人安静地玩玩具了。

要采取相应的措施防止双胞胎或多胞胎自己爬出婴儿床。所有婴儿都应该待在自己的小床里，直到父母允许时才能出来，双胞胎和多胞胎尤其要重视这一点。对他们来说，还有一个安全问题：在无人监护的情况下，好动的宝宝可能会给其他宝宝带来伤害。我们让家里的三胞胎宝宝清楚地知道，没有活动梯子的帮助，他们是不可能爬出小床的。所以，当活动梯子不在的时候，他们就不会尝试进出婴儿床。他们在婴儿床里睡到3岁，从来没有在不经许可的情况下自己进出过小床。

双胞胎和多胞胎的生活规律

宝宝各自的生活规律不能变，但是宝宝们的喂养、睡眠时间表是否彼此相同，可能受到很多因素的影响。比如，一胎生了几个宝宝？家里喂奶的人有几个？宝宝还在母乳喂养吗？宝宝们都应该有自己的"喂养—清醒—睡眠"周期，顺序不能变。当然，半夜那顿奶除外（不涉及清醒时间）。另外，即使早产儿神经发育还不够完善，无法保持清醒，生活规律也不能变。

如果你家有三胞胎，大多数时间里只有一个看护人，你可以错开宝宝们的喂养时间。具体方法举例如下。喂奶的人（多半是你）在整点开始给宝宝A喂奶，半小时喂完。然后开始喂宝宝B，这时把宝宝A放在旁边的弹乐椅里，让他独自玩一会儿。到了下一个整点，宝宝C醒来喝奶。喂完宝宝C，就到宝宝A的睡觉时间了。3个宝宝都喂养完毕，等候1.5小时，开始下一个周期。但是，如果你家里有两个喂养人，就可以同时喂其中两个宝宝。

有三胞胎和双胞胎的家庭，如果有足够的帮手，可以让宝宝们都遵循大致相同的时间表。有两个帮手，3个宝宝可以同时喝奶。每个宝宝的喝奶速度不同，有的宝宝喝得快，有的宝宝喝得慢。一旦你弄明白谁喝奶最慢、谁喝奶最快，就可以让一个帮手喂喝得最慢的宝宝，另一个喂喝得最快和速度中等的那两个。如果是母乳喂养，妈妈可以一次哺乳两个宝宝，帮手同时用奶瓶喂另一个。

清醒时间

在宝宝出院回家的最初几周里，你不必为清醒时间的活动费心思。但是，宝宝很快会在喂养期间全程保持清醒，并开始对周围的世界表现出兴趣。在早期清醒时段，婴儿躺椅是宝宝度过清醒时间的完美场所。在婴儿躺椅里，宝宝能四处张望，挥舞自己的小胳膊、小腿，同时还能适当抬高上身的位置，从而减少吐奶。如果宝宝平躺着，会更容易吐奶。这种靠背后倾的婴儿躺椅日后也能派上用场，比如固定好奶瓶让宝宝自己喝奶，或是在宝宝开始吃辅食但还不能坐高脚椅的时候使用。但是，绝不要让宝宝在无人看护的情况下一个人待在婴儿躺椅里。

在清醒时间做活动时，不需要让宝宝们同时做一种活动。大多数活动宝宝玩10～20分钟就会厌倦。你可以设立几个游戏区，定期轮换：一个宝宝玩婴儿秋千；一个宝宝在游戏床里玩摇铃；另一个宝宝在弹乐椅里玩另一个摇铃，或是听妈妈唱歌，或者和妈妈玩一对一亲子游戏。每隔15分钟轮换一次，让每个宝宝都换一种活动。

要想养育快乐的双胞胎或多胞胎，个人时间必不可少。宝宝们每天都需要独自玩一会儿，也需要和爸爸或妈妈享受一对一的亲子时光。我们很容易把双胞胎和多胞胎看作一个整体，同时给他们喂奶，同时换尿布，同时穿衣服，同时洗澡。如果所有宝宝都遵循同一个时间表，所有重要的日常活动都一起做，更容易确保公平公正，满足所有宝宝的需求。尽管如此，在安排清醒时间的具体活动，以及计划游戏的时候，也可以打破一刀切的单一养育模式。例如，你可以带走一个宝宝，让你的另一半或是帮手来照顾其他宝宝。每次只带一个宝宝外出散步，或是带他去商店买东西。你可以趁其他宝宝独自玩耍的时候，单独给另一个宝宝讲故事。

等到双胞胎或多胞胎学会走路后，他们会发现自己生活在竞争激烈的世界里，总有个跟自己块头相当的家伙在与他推推搡搡或是争抢玩具。对他们来说，在游戏床里单独玩一会儿，是一种"避难"方式。在游戏床里，他们想怎么玩就怎么玩，不会有人来打断，也不会有人把玩具抢走。其他所有宝宝用品，你都可以只买一套，但游戏床一定要每人一个，这份早期投资是值得的。游戏床时光刚好可以暂时解放妈妈：当宝宝在游戏床里安全地玩耍时，妈妈可以趁机回个电话，或是做午饭。从3～4月龄开始就可以安排游戏床里的个人时光，开始时一次让宝宝玩10分钟，逐渐延长时间，等到满1岁时，可以让宝宝自己玩40分钟或更久。

致爸爸们

　　和谐家庭生活的关键在于健康的夫妻关系。夫妻关系是最重要的家庭关系，影响着家里的所有其他关系——或是积极影响，或是消极影响。经营你们的夫妻关系，用生命来守护它！你是多好的伴侣，决定着你能做多好的父母。因此，爸爸帮忙做家务和带孩子至关重要，特别是双胞胎或多胞胎家庭。只有当妻子感受到你的支持和鼓励时，她才会乐于倾听、分享和欣赏你。对于上天赐予你们的几个宝宝，不管是喂养、换尿布、洗澡，还是教育和玩游戏，你的妻子都是主要负责人。她没有休息时间，她都要始终保持平静和自控。宝宝日常生活中那些重要的判断和决定，应该由她负责。你越多地珍视和服务于你的妻子，你的收获就会越多。你会拥有一个情绪稳定、聪明睿智的妻子，以及几个恬静平和、有安全感的宝宝。

（本章内容来自医学博士埃利诺·沃马克的《永不散场的派对》）

注　释

第二章

　　[1]　　鲁珀特·罗杰斯医生(Rupert Rogers)曾撰文评论20世纪三四十年代的母乳喂养问题。他提醒妈妈们要采用传统方式。他说的传统方式是什么呢？他说要恢复从前的哺乳时间，即6:00、9:00、中午、15:00、18:00、22:00，然后宝宝夜间醒来时再喂一次。这种喂养方式也是按时间表喂养，但是他并没有这么说。当时"时间表"指的是一种喂养方法，而不是有固定规律的意思。资料来源：*Mother's Encyclopedia* (New York: The Parents Institute, Inc., 1951), p.122.

　　[2]　　Ribble, Margaret, *The Right of Infants* (New York: Columbia University Press 1943).

　　[3]　　McCandless, Boyd, *Children and Adolescents* (New York: Holt, Reinehart and Winston, 1961), pp. 13-14.

　　[4]　　Spock, Benjamin, M.D. *Baby and Child Care* (Pocket Books/Simon & Schuster Inc, 1996).

　　[5]　　William Sears, M.D., & Martha Sears, R.N., *The Baby Book* (Boston: Little, Brown & Company, 1993), p. 343.

　　[6]　　*Journal of Human Lactation*, Volume 14, Number 2, June 1998, p. 101.

　　[7]　　同[6]。

第三章

　　[8]　　这一结论来自一项基于32对母子、跨时2年的观察性研究。其中16个家庭来自国际母乳会，其余16个不是。摘自："Sleep-Wake Patterns of Breast-Fed Infants in the First Two Years of Life," *Pediatrics* 77, no. 3, (March 1986): p. 328.

［9］   Marc Weissbluth, *Healthy Sleep Habits, Happy Child* (New York, Ballantine Books 1987), p. 44.

［10］   同［9］.

［11］   American Academy of Pediatrics, "Does Bed Sharing Affect the Risk of SIDS?" *Pediatrics* 100, no. 2 (August 1997): p. 727.

［12］   American Academy of Pedaitric Policy Statement, *Pediatrics*, Vol. 116 no. 5 Novermber 2005, p. 1247.

第四章

［13］   *Pediatrics*, 100, no. 6 (December 1997): p. 1036.

［14］   同［13］.

［15］   见www.cdc.gov/breastfeeding/data/report.htm.

［16］   Nancy Butte, Cathy Wills, Cynthia Jean, E. O'Brian Smith and Cutberto Garza, "Feeding Patterns of Exclusively Breastfed Infants During the First Four Months of Life, " (Houston: USDA/ARS Children's Nutrition Research Center. 1985). .

［17］   此处喂养次数推荐的依据包括：*American Academy of Pediatrics Policy Statement Pediatrics* 100, no. 6 (December 1997): 1037; Frank Oski, M.D., *Principles and Practice of Pediatrics*, 2nd ed. (Philadelphia: J.B. Lippincott Company, 1994), p.307; Richard E. Behrman, M.D., Victor C. Vaughan, M.D., Waldo E. Nelson, M.D., *Nelsons Textbook of Pediatrics*, 13th ed. (Philadelphia: W.B. Sauders Company, 1987), p.124; Kathleen Huggins, *The Nursing Mother's Companion*, 3rd ed. (Boston: The Harvard Common Press, 1995), p. 35; Jan Riordan and Kathleen Auerbach, *Breastfeeding and Human Lactation,* (Sudbury, MA.: Jones and Bartlett Publishers, 1993), pp. 188, 189, 246.

［18］   母乳喂养的妈妈有时会看到不要用奶瓶喂宝宝的建议。原因是担心出现"乳头混淆"。这种建议认为，如果宝宝用了奶瓶，就可能拒绝哺乳。正常情况下，如果是母乳喂养，最初几周里不会用到奶瓶，但是有时奶瓶也能帮上大忙。过了最初的几天后，用奶瓶补喂极少会引起"乳头混淆"。资料来源：Kathleen Huggins, *The Nursing Mother's Companion*, 3rd ed.

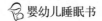

(Boston: Harvard Common Press, 1995), p. 73.

第七章

［19］ *Caring for Your Baby and Young Child—Birth to Age Five: The Complete and Authoritative Guide* (The American Academy of Pediatrics), ed. Steven P. Shelov M.D., F.A.A.P. (New York: Bantam Books, 1998), pp. 34–37.

［20］ 玛丽·豪厄尔医学博士引用的研究，摘自：Mary Howell, M. D. in baby! Vol. 2 No. 2. *The Healthy Baby* 1987, p. 36.

［21］ 同［20］，p. 189.

［22］ 同［20］，pp. 188-189.

［23］ 同［20］，p. 36.

第九章

［24］ 来自犹他大学医学院儿科系的迈克尔·E.兰姆博士很好地总结了我们的观点："大多数证据表明，延伸接触（情感联结理论）对母亲的行为没有明显影响。"资料来源：Michael E. Lamb, Ph.D, in *Pediatrics*, 70, no. 5 (November 1982), p. 768.

［25］ 对情感联结理论的精彩驳斥参见：Diane Eyer, *Mother Infant-Bonding: Scientific Fiction*, (New Haven: Yale University Press. 1992).

［26］ *Pediatrics* (August 1997), p.272.

附录一

新生儿护理与妈妈产后恢复

宝宝出生后的最初几天乃至最初几周里，父母会异常繁忙。父母需要快速适应家有新生儿的巨大变化。所有的父母都会有一种强烈的意识，想要确保一切都符合育儿书和育儿图表所指定的正常标准。然而，对父母来说，挑战在于什么才是"正常标准"。我们相信，本节能帮你更加清楚地了解你在最初几周的适应期里会遇到的各类问题。

本附录分为两部分：第一部分讲新生儿发育特点和体格特征，这些是医护人员会检查的项目；第二部分讲新妈妈产后的身体变化和情绪挑战。宝宝的到来会带来哪些变化？准父母对此了解得越多，准备得就越充分，日后一旦发生意外情况，才能更好地应对。

阿普加新生儿评分

你可能听别的父母说过他家宝宝的阿普加新生儿评分，但你可能还不完全了解那到底是什么，以及怎样用它来评估新生儿的健康状况。1952年，维吉尼亚·阿普加（Virginia Apgar）医生创立并完善了这项测试。最初，阿普加医生用这套系统评估分娩镇痛药物对新生儿的影响。后来，这项测试成了医生用来评估宝宝出生健康状况的标准工具。这项测试评估新生儿生命力的5个重要方面，在出生1分钟后和5分钟后各检测一次。每一项都打一个分值，加在一起就是最终评分。总分7~10分算正常，表示宝宝的健康处于正常状态；4~6分表示宝宝可能需要呼吸辅助；而0~3分表示需要进行医学干预以挽救宝宝的生命。下面是简易的阿普加新生儿评分表。

项目	分值		
	0	1	2
外貌（皮肤颜色）	全身青紫色	躯体红润、肢端青色	全身红润
脉搏（心率）	无心率	小于100次/分	大于100次/分
皱眉动作（对刺激的反应）	无反应	有皱眉动作	哭声嘹亮
活动（肌张力）	不动	一般	良好
呼吸（呼吸频率）	无呼吸	呼吸缓慢且不规则，哭声微弱	呼吸良好，哭声响亮

有关新生儿的基本常识

所有新生儿天生具有类似的需求、特征和本能反射，这些都是正常现象，是人类的共性。探索和发现宝宝的独特之处不仅很有趣，而且是完成真正的养育所必要的。最先要熟悉的是宝宝的身体特征。你知道并了解宝宝的哪些身体特征？

新生儿的特点

头部

- 头部重量占全身重量的25%。

- 平均头围是13～14英寸（33.0～35.6厘米）。

- 颈部肌肉力量薄弱，因此，要始终支撑好宝宝的头部。

囟门

- 囟门指的是颅骨之间的缝隙（摸上去有点儿软），由膜组织连接在一起。囟门是颅骨还未发育完全的地方，这给婴儿期大脑的快速生长预留了空间。宝宝一生的大脑生长中，超过50%发生在第一年。

- 前囟（在头顶）闭合时间是18月龄左右。

- 后囟（在脑后部）闭合时间是3月龄左右。

胎发

- 有的宝宝出生时就一头秀发，有的宝宝却"寸草不生"。

- 出生几周内胎发部分或全部掉落，这种现象并不少见。

粟粒疹

- 粟粒疹是一个个小白点，类似小疙瘩，通常出现在宝宝的前额、鼻子和脸颊上。

- 约50%的新生儿会长粟粒疹。粟粒疹没有传染性，大多在满月前自行消失，少数情况下，也可能持续到3月龄。除了耐心等待，粟粒疹没有其他治疗方法。

- 粟粒疹出现的确切原因未知，可能是皮屑堆积在皮肤表层下引起的。不要尝试自行祛除宝宝的粟粒疹。如有问题，及时向医生咨询。

眼睛

- 颜色：白种人新生儿的眼睛通常是蓝色的，但是会发生变化。宝宝的眼睛最终会是什么颜色，要到6~12月龄才能确定。非洲和亚洲后裔的新生儿眼睛通常是褐色的，而且颜色不会改变。

- 新生儿出生时都是对眼儿，原因是眼部肌肉还未发育成熟。如果3月龄后宝宝的眼球转动仍然不协调，要向儿科医生咨询。

- 到了6月龄，宝宝的眼睛应该可以聚焦了，如果还不能聚焦，请向眼科医生咨询。

- 新生宝宝眼睛可能会发肿或是有分泌物，这是因为出生后医生给他滴了抗生素。

- 出生后的第二周或第三周，泪腺开始分泌泪液。

感官——视力

- 就眼睛结构而言，新生儿已经具备了完善的视觉能力，但是控制视力的大脑中枢还没有发育完全。因此，宝宝出生时只能看到近处的事物，远处的物品对他来说只是一片模糊。据估计，新生儿仅能看清距离眼前8~14英寸（20~36厘米）的物品。

- 出生时，宝宝只能看到鲜艳的颜色和对比色。他们的色觉直到3~4月龄才发育成熟。到那时，宝宝才能很好地区分各种色调。

感官——听力

- 刚出生时，宝宝的听力已经相当好了，但是还不完善。新生儿听力筛查是常规检查，通常会在宝宝出院前完成。询问你们的儿科医生，看看他的出院条件里是不是也有这条。

- 吵闹的噪声往往会让婴儿烦躁不安，而柔和的声音对宝宝有安抚作用。

感官——味觉和嗅觉

- 宝宝出生时，味觉和嗅觉已经非常好。

- 研究人员发现，许多宝宝能够区分妈妈的乳汁与其他女性的乳汁。

皮肤

- 胎毛。有的新生宝宝身上有胎毛，这在早产儿身上更加常见，胎毛通常会在几天或几周内自行脱落。

- 皮肤干燥脱屑。这有时与脱皮有关，出现于出生后2~3周，可见于妊娠40周后出生的宝宝。

- 皮肤发红。新生儿的皮肤颜色往往会发红，最初几天里手脚皮肤可能是青色。随着血液循环功能的改善，宝宝的肤色会变得更加均匀。

- 皮疹。如果捂得过紧，或是衣物材质有刺激性，宝宝可能会长皮疹。近一半新生儿会出现一种小红疹，这没有什么危害，通常会在1周内自行消退。如果你很担心，请向医生咨询。

- 胎记。新生儿出生时可能会有各种胎记（比如草莓样血管瘤、葡萄酒斑和鹳吻痕）和胎痣，大小不一，颜色和形状各异。

- "蒙古斑"。宝宝下背部或臀部皮肤上会出现浅紫色或青色的皮肤色块，一般在一年后自行消退。虽然这种斑叫"蒙古斑"，但是它跟蒙古人没有什么特殊关系。肤色较深的宝宝更容易出现蒙古斑。大多数印第安、非洲、亚洲和拉丁美洲后裔的宝宝，出生时至少会有一块"蒙古斑"。

呼吸

- 新生儿呼吸频率为每分钟30~60次。新生儿呼吸不规律且表浅，这是正常现象。有的宝宝夜间呼吸声可能有点儿重。

- 打嗝是正常现象。很多妈妈在孕期就能感觉到宝宝在子宫里打嗝。等到膈肌发育成熟后，宝宝就不会经常打嗝了。

四肢

- 宝宝的胳膊和腿非常短，与躯干不成比例。他可能会握着拳，胳膊屈在胸前，这也是正常现象。

- 新生儿喜欢蜷缩着双腿，类似在子宫中的姿势。他们的腿看起来可能是O形腿，但大多数情况下，这都是正常的。

- 出生时，宝宝的指甲通常很长，质地软且柔韧。每周剪一次指甲很重要，可以预防宝宝抓伤自己的小脸。随着宝宝慢慢长大，他的警觉度增加，开始更加关注周围的环境，给他剪指甲会变得更加困难。最安全、最容易的做法是趁宝宝睡着时给他剪指甲，或是给他洗澡后立即剪，因为这时他很放松，指甲也稍软一些。各地药店通常都会出售新生儿专用指甲刀。切记，不要用成人指甲刀给宝宝剪指甲。

原始反射

宝宝出生时具备多种原始反射，其中大多数对他们的生存至关重要。这些反射表示宝宝生命力旺盛，是中枢神经系统健康的标志，其中几项还是各次婴儿体检的项目。随着宝宝逐渐成长，某些反射会消失，有些则会发生变化。父母需要大致了解这些反射分别是怎么回事，这很重要，因为它们反映了宝宝的健康状况，能帮助医生评估宝宝的大脑和神经活动是否正常。有名称的原始反射约90种，这里只列出最常见的10种：吸吮反射、吞咽反射、呕吐反射、觅食反射、咳嗽反射、握持反射、迈步反射、巴宾斯基反射、紧张性颈反射，以及莫罗反射。

吸吮反射

● 宝宝还在子宫中时就存在吸吮反射，出生时这种反射更为灵敏，因为这是宝宝进食所必需的。通常，对宝宝嘴唇的任何刺激都会激发吸吮反射。宝宝经常吸吮自己的大拇指和其他手指，甚至自己的小拳头。

吞咽反射

● 这种原始反射同样开始于出生前。宝宝在子宫里吞咽羊水，然后再排出体外。

呕吐反射

● 能预防窒息。

觅食反射

● 受到刺激时，宝宝会转头去寻找食物。

咳嗽反射

● 有助于清除气道中的分泌物。

握持反射

● 如果你把手指放在宝宝的掌心上，他会握住它，而且力道挺大，往往能让宝宝上身微微抬起。

迈步反射

● 如果你双手扶在宝宝腋下使宝宝呈站姿，他的双腿会做出迈步动作。

巴宾斯基反射

● 许多年前，约瑟夫·巴宾斯基（Joseph Babinski）医生发现，当他稍用力刮擦宝宝足底时，宝宝的大脚趾会上翘，其余脚趾呈扇形散开。这一反射会持续到2岁。（如果2岁后仍然存在这种反射，可能表示存在某种神经损伤。）

紧张性颈反射

● 这种原始反射又叫击剑反射，指的是当宝宝头部转向一侧时，同侧的腿和胳膊会伸出来，同时另一侧的腿和胳膊呈弯曲状，看起来像是击剑姿势。这种反射跟宝宝手膝着地爬行的能力有关，而手膝爬行影响整体神经系统发育，这也是让小月龄宝宝做趴卧练习非常重要的原因之一。

莫罗反射

- 又称惊跳反射，在受到突然的刺激时，宝宝看上去像吓了
一跳：伸出胳膊，好像是在寻求拥抱，同时两腿挺直。所有新生
儿都存在莫罗反射，通常持续到4~5月龄。若出生时不存在莫罗
反射，表示宝宝可能存在健康问题。

新生儿护理

以下介绍的新生儿护理方法，将会成为新父母生活中很重要
的一部分。

脐带护理

宝宝出生后，脐带很快被钳夹并剪断，留下长1英寸（约2.5
厘米）左右的残端，上面浸满干燥剂。在接下来的几天里，脐
带残端颜色变黑，1~2周内通常就会脱落。以下是脐带的护理
方法。

- 你需要准备好棉球、棉签，以及医用酒精。用棉球蘸满医
用酒精，然后把酒精挤在脐带残端上。取一支棉签，先蘸酒精，
然后绕着脐带残端根部一圈一圈地擦拭。每次换尿布的时候，都
要按步骤操作，以保持脐带残端干燥并预防感染。为避免尿布盖
住脐带残端，要把尿布前缘向下折，露出脐带残端。

- 脐带残端在干燥过程中会有一种不太好闻的气味，这是正
常的。但如果是恶臭气味，表示可能发生了感染。出现这种情况

时，要向医生咨询。

● 如果脐带残端大量出血，有脓样分泌物，或是脐带与身体连接处红肿，要询问儿科医生。

● 在脐带残端脱落前，不要给宝宝穿腰部紧绷的衣物。

● 在脐带残端脱落前，洗澡时不要让宝宝的身体浸入水中。

● 不要试图强力去除脐带残端，必须让它自然脱落。

换尿布

在最初几天里，换尿布好像非常难，但是你很快就会掌握这项技巧。你可以选择布尿布或一次性纸尿裤。有关尿布选择的更多内容见第九章。

宝宝长尿布疹了怎么办

尿布疹的出现，大多是因为宝宝皮肤十分敏感，又受到尿布中尿液或粪便的刺激。如果宝宝长了尿布疹，那么尿布湿了要勤换，便污后需立即更换。

● 用温水清洗长尿布疹的皮肤区域，水中不要加任何东西。（不要给新生儿用湿纸巾，长大一些后可以用。）

● 宝宝的小屁股干爽后，涂上治疗尿布疹的专用非处方膏剂或粉剂，通常就可以祛除轻度尿布疹。

● 如果宝宝已经长了尿布疹，清洗后最好先不穿尿布，让宝宝的小屁股晾30分钟。对于严重的尿布疹，小屁股直接接触空气非常重要。

如果你的宝宝在使用抗生素，你可能会发现他的小屁股突然出现了尿布疹。这不表示宝宝对抗生素过敏，多半是因为粪便成分和pH发生了变化，尿布疹是这些物质刺激皮肤的结果。不要擅自停用抗生素，除非儿科医生建议你这样做。

如果宝宝出现以下情况，请联系儿科医生。

• 尿布疹持续3天（含）以上，或是症状加重了。

• 皮肤出血，或是出现水疱。

• 尿布疹区域红肿。

在以上这些情况下，单纯使用非处方霜剂和药膏已经无济于事，可能需要医生开处方药。

洗澡

在宝宝出生后的最初2周里，别忘了，千万不要把宝宝的身体浸在澡盆里，等到脐带残端脱落后才能让宝宝泡在水中。脐带残端脱落通常在出生后10～14天，在此之前，宝宝只能擦浴。以下是新生儿洗澡指南。

• 提前准备好所有必备物品。

• 最好在一天中最暖和的时段给宝宝洗澡，而且在洗澡期间要保持房间的温暖。

• 擦浴时，用毯子或浴巾把宝宝的身体包好，只露出正在清洁的部位。擦浴后要立即把宝宝的皮肤擦干，因为水分蒸发时会带走宝宝身体的热量。

• 推荐使用可以放在操作台上或是浴缸里的婴儿澡盆，这样给宝宝洗澡时便于把握好宝宝的身体。

- 洗澡水不能太热，温水会让宝宝感觉舒适。

- 在宝宝能坐稳前（通常在6月龄左右），洗澡时你需要支撑好他的身体。用你的一只胳膊托住宝宝的背部，一只手扶牢宝宝外侧的胳膊。以这样的姿势给宝宝洗澡，你操作起来自由空间最大，心理安全感最强，而且事实上也最安全。

包皮环切术的术后护理

割包皮的做法自古有之。今天，医学专家和研究证实，包皮环切术有一定的好处。但是，关于是否有这个必要，专家们的意见并不一致。证据表明，包皮环切术可以降低尿道感染风险，基本上可以完全预防阴茎癌。婴儿进行包皮环切术时并不痛苦，它是个小手术。不适感不会根植在宝宝的记忆里，手术带来的痛感跟新生儿筛查时取足跟血差不多。包皮环切术术后4～7天就能痊愈，但换尿布时需要进行常规清洁。清洁方法如下所述。

- 取一块柔软的棉布，用清水清洁。不要来回擦，应轻轻地蘸洗。

- 在伤口区域涂一层凡士林，然后用一片方形纱布盖好，避免打湿和细菌侵袭。

- 每次换尿布时都更换纱布，直到伤口痊愈为止。

- 如果手术部位大量出血，严重肿胀、发红，存在脓液或有脓液排出，或是有恶臭味，要向儿科医生咨询。

新生儿黄疸

黄疸不是病，而是一种一过性症状，特点是皮肤和眼白发黄。黄色来自血液里的胆红素（胆汁色素）。黄疸通常很容易控制。如果2日龄后黄疸症状显著，需要做血液检查，并采取保守治疗。

胆红素水平中度升高的宝宝，有时需要特殊荧光灯照射治疗，以分解体内的黄色素。医生还会推荐增加液体摄入量。母乳喂养通常是纠正黄疸的最佳方案，可以增加哺乳频率，甚至可以每隔2小时喂一次。但是，如果宝宝的黄疸症状较为明显，儿科医生可能会推荐同时补充其他液体。由于胆红素是随粪便排出的，因此，要确保宝宝排便规律。黄疸新生儿往往更加嗜睡，必要时应将宝宝唤醒哺乳，喂养间隔不能超过3小时。

怎样护理生病的宝宝

宝宝一生病，父母就忧心忡忡，这时他们会更加感激医护人员的存在，医生能帮助生病的宝宝。第一年里，宝宝生病7～9次是正常现象。预防才是最好的治疗，因此，父母要尽量为宝宝创造清洁、安全的环境，让宝宝按规律睡觉、游戏和进食。与此同时，如果你发现宝宝出现以下症状中的任何一种，请联系儿科医生。

● 肛温超过38℃。

- 大量呕吐或有绿色呕吐物。

- 腹泻，定义是比宝宝的正常排便次数多3次或以上（水样便或有恶臭味），症状持续48小时以上。

- 便秘，定义是粪便性状干硬，或是48小时不排便。记住，满1月龄后，母乳喂养的宝宝1周内可能只排便1~2次，这是因为母乳基本能完全被消化。因此，要了解对你的宝宝来说怎样才是正常的，这非常重要。

- 皮肤和眼白发黄。

- 宝宝表现出脱水症状。与成人类似，如果宝宝没有摄入充足的液体，就会脱水。但与成人不同的是，宝宝不会主动要求摄入液体，他也无法自己去喝。在出生后的最初几周里，宝宝可能会因为母乳喂养问题而出现脱水症状。警示信号包括以下几种。

  ◎ 尿湿或便污的尿布片数不足。

  ◎ 口舌干燥。

  ◎ 嗜睡，或者很难叫醒宝宝喝奶。

  ◎ 吸吮力量薄弱，或是含接乳房困难。

  ◎ 24小时内喂养次数少于8次。

  ◎ 体重下降。

怎样量体温才准确

- 测量宝宝的体温，最有效的两种方法是用电子体温计测量直肠温度和腋下温度（美国儿科学会现在建议不要使用水银体温计）。一定要按照产品说明书使用电子体温计。

● 测量肛温最精确，因为这种方法能快速读取宝宝的体内温度。肛温正常范围是36.1～37.2℃。虽然测量腋下温度也可以，但是可能需要10分钟才能得到精确的读数。腋温比肛温偏低0.5～1℃。如果你对测量宝宝的肛温有任何问题，请联系你们的儿科医生。最好在实际需要出现之前，请儿科医生为你演示测量方法。

● 在宝宝能够安全地把体温计含在舌下（3岁左右）之前，你可以选择肛温计或腋下体温计。一定要考虑可能影响宝宝体温的外部因素，比如，天气很热或是宝宝穿得太多，这样测量结果可能不准确。脱水、疫苗接种和出牙也可能会引起37.2～37.8℃的低热。

新妈妈产后恢复

要满足身体的营养需求，妈妈必须做到平衡饮食，这样才有助于保持身体健康。整个哺乳期间，除了保持健康饮食，妈妈还需要继续服用孕期多维片，并在每次哺乳时喝一杯8盎司（约234毫升）的水，以促进乳汁分泌。喝水的催奶效果最好。喝牛奶对催奶没有效果，因此，正常摄入奶制品即可，没有必要加量。

母乳喂养的挑战

第四章"宝宝喂养常识"详细介绍了母乳喂养基础知识，附录四"监测宝宝生长"将会提供更多信息。本节着重讲述母乳喂养过程中可能遇到的困难。

宝宝太爱睡了

困倦的宝宝不能好好吃奶，这意味着他无法摄入充足的奶量。给宝宝换尿布，或是脱掉他的衣服，只留下纸尿裤，也许能让他更清醒些，提高吸吮效率。在他的小脚上盖一块凉凉的湿布，也能帮助他从沉睡中清醒过来。

宝宝体重过轻或体重下降

任何时候，如果父母注意到或是觉得宝宝体重没有增长，或是体重下降，一定要请医生评估，看宝宝是否有潜在的医学问题。如果没有发现潜在医学状况，试试在宝宝吃过母乳后再补充2～3盎司（58～68毫升）配方奶液，直到宝宝的体重增长正常为止。

早产儿

儿科医生会根据宝宝早产的时间，以及是否有潜在的健康状况，为你提供必要的母乳喂养指导。如果宝宝出生后还不能立即开始直接吃母乳，你可以吸出母乳并储存起来，再用普通奶瓶或是早产儿专用奶瓶给宝宝喂奶。

吸奶

把母乳从妈妈的乳房中吸出来，其原因不一而足，可能是医学上存在必要性，也可能是为了舒适和方便。吸奶的最佳时间是哺乳后，特别是早晨第一顿奶后，因为这时母乳供给量最为充足。虽然可以手法挤奶，但是借用机械吸奶效率更高。

电动吸奶器

● 需要彻底清洗双手。

● 可以购买，也可以租赁。

● 按照产品型号的使用说明进行操作。

● 询问医院或是当地药店是否有电动吸奶器。

手动吸奶器

● 彻底清洗双手，一只手从下方托起乳房，把吸奶器罩在乳晕上。

● 用另一只手柔和而又有节奏地按动或抽拉手柄。

手法挤奶

● 彻底清洗双手，然后托好乳房，手指分开，拇指在乳头上方，其余四指在下。

● 拇指以适当力度下压，同时向乳头方向滑动，如此反复（速度保持在每分钟30次）。

关于吸出的母乳的建议

吸出的母乳应储存在无菌容器中（推荐塑料材质储奶袋，比如倍儿乐无菌储奶袋；不推荐玻璃奶瓶），然后封口并标注吸奶的时间，最后储存在冰箱的冷藏室里。这样储存的母乳必须在24小时内用完。如果想以后再用，前面流程相同，储存时放在温度为−17.8℃的冷冻室里（这是家用冰箱冷冻室的标准温度。查看你家冰箱的产品使用说明书，确保冰箱设置是正确的）。在冷冻室里，母乳的储存时间可达6个月。

解冻母乳时，把储奶袋放在盛有温水的平底锅里，逐渐加温，直到母乳完全变成液体，而且达到适合宝宝喝的温度。解冻后的母乳会分层，这是正常现象。摇晃奶瓶，使母乳变得均匀，然后立即给宝宝喝。解冻的母乳不能再次冷冻存放。宝宝喝完后如果还有剩余，只能扔掉，因为宝宝的唾液对母乳有分解作用（其实配方奶也一样）。这里需要提醒的是，不要用微波炉解冻或加热母乳，否则会破坏母乳的抗感染特性。

与妈妈相关的母乳喂养挑战

附录四将会探讨与宝宝有关的几项母乳喂养挑战，本节只讨论与妈妈有关的母乳喂养挑战。

涨奶

涨奶通常发生在从初乳向成熟乳转换的过渡期，或是过渡期刚过的时候。如果妈妈连续几次没有哺乳，或是宝宝没有吃空妈妈的乳房，涨奶会更加明显。与有哺乳史的妈妈相比，第一次母乳喂养的妈妈更容易发生涨奶，因为每一段哺乳史都会使初乳和成熟乳之间的过渡期缩短一些。为了缓解或消除涨奶，要确保宝宝每顿都是饱足喂养，同时不要错过任何一次哺乳，两次喂养间隔不能超过3小时。手法挤奶或是用吸奶器吸奶能缓解妈妈的不适感。还有一个家庭自助妙招：哺乳前洗温水澡。当然，你不可能一天洗8次澡，也许可以试试一天洗一两次，直到不适感得到缓解。

乳房触痛、有硬块或疼痛

在成熟乳到来前，有的妈妈会出现乳房触痛，因为初乳的质地比日后的成熟乳更加浓厚，宝宝需要用力吸吮才能喝到初乳。初乳的典型吸吮模式是三吸一吞，即"吸吮、吸吮、吸吮、吞咽"。等到成熟乳到来后，吸吮节奏相应地变成一吸一吞，即"吸吮、吞咽、吸吮、吞咽、吸吮、吞咽"。到了成熟乳时期，宝宝的吸吮力道会有所减弱，妈妈的触痛应该会随之消失。

有时，胸罩过紧也会引起乳房疼痛，因此，一定要佩戴大小合适的哺乳胸罩。大多数母婴商店的导购员和医院的泌乳顾问都能帮你选择一款合适的哺乳胸罩。还有一个解决方案：确保每次哺乳时让宝宝同时吸吮到两侧乳房，每侧吸吮时间至少5~10分钟，以确保能清空乳房。

乳腺炎

乳腺炎是一种感染性疾病，在哺乳期女性中的发生率是10%。得了乳腺炎，不一定要暂停母乳喂养（具体情况请向医生咨询）。细菌可能来自外部，通过乳头上的皲裂或皮肤上红色的裂纹进入体内；感染也可能来自内部，是胸罩过紧或钢托压迫引起的输乳管堵塞导致的。如果你抬起胳膊时胸罩往上跑，就说明存在输乳管堵塞风险。及早关注、及早治疗，有助于控制感染症状，治疗2天后症状会有所改善。可以通过实验室培养宝宝口腔拭子来判断感染是不是酵母菌等微生物引起的。为缓解疼痛和发热，可以服用对乙酰氨基酚等针对轻度疼痛的解痛药物。有时，医生也可能使用抗生素来治疗。

酵母菌感染（白色念珠菌感染）

"鹅口疮"是一种酵母菌感染（真菌感染）。这种真菌的学名叫Candida Albicans，即白色念珠菌。几乎所有成人念珠菌检测都是阳性；90%的6月龄以上婴儿念珠菌检测是阳性。正常情况下，宝宝的免疫系统能够有效抑制念珠菌的生长，宝宝不会表现出感染症状。但是生病期间宝宝的免疫功能受到削弱，容易发生感染，从而可能表现出鹅口疮症状，包括口腔内附着白色块状物。鹅口疮可能引起进食问题；宝宝可能会变得易激惹，出现吸吮困难。

由此衍生的问题是，在哺乳过程中，宝宝口腔里的念珠菌会传播到妈妈的乳头上，从而引起妈妈的乳房疼痛。如果你发现宝宝不爱吃奶，而且能看到他口腔内覆盖着一层白斑，请联系儿科医生。念珠菌感染应尽早治疗，以便宝宝和妈妈能尽快恢复愉快的哺乳体验。

输乳管堵塞

乳房触痛、胀痛、有硬块，表示存在输乳管堵塞，可能原因包括：输乳管清空时间不规律或是没有得到完全清空；宝宝含接乳房姿势不正确，或妈妈哺乳姿势不正确；妈妈穿戴的胸罩不合适。如果能够尽早纠正，大多数输乳管堵塞都能自愈。哺乳前热敷患处，加速局部血液循环，有助于疏通输乳管。保持规律哺乳，喂奶时让宝宝先吸吮堵塞的一侧，同时注意充分休息。如果24小时后情况没有改善，或是症状更加严重了，一定要联系医生。

乳头内陷

乳头内陷分为3个级别。向妇产科医生咨询，看看适合你的纠正措施有哪些，以及哪些方法有助于成功哺乳。对于乳头扁平或乳头内陷的妈妈来说，尽早寻求帮助非常重要，这样才能让宝宝正确含接乳房，保证哺乳姿势正确。这可能决定能否成功进行母乳喂养。虽然乳头内陷不构成健康风险，但是会妨碍宝宝正确含接乳房，为新妈妈带来挑战。虽然乳头内陷不妨碍乳汁分泌，但是乳汁无法输送到宝宝的嘴里。

乳头疼痛

乳头疼痛常常是哺乳姿势不正确的结果。哺乳姿势不正确，宝宝就无法正确含接或吸吮乳房。乳头疼痛的其他原因还包括：涨奶导致宝宝只能衔住乳头，而不能同时含住乳头和乳晕；拔出乳头的方式不正确；宝宝吸吮时间过长。

乳头疼痛的主要治疗方法是确保哺乳姿势和含接方式正确。你可以随意选择先喂哪一侧，让两侧乳房获得均等吸吮。可以后喂疼痛较为严重的那一侧，慢慢把每侧的哺乳时间增加到10分钟。变换不同的哺乳姿势，这样吸吮压力就不会总是落在乳头的同一位置上。哺乳后晾干乳头，然后涂上一层薄薄的维生素E油、羊毛脂或乳头修护霜，下次哺乳前不必清洗。使用棉布防溢乳垫并频繁更换，这样妈妈可能会感觉舒服些。防溢乳垫至少要一天更换一次，或是每次被乳汁打湿后都更换。如果疼痛严重，询问医生，医生可能会给你开些药物。

母乳过多

正如第六章讲过的那样，母乳过多导致乳房分泌的前奶和后奶存在积累性比例失调。宝宝每顿摄入的前奶量和后奶量有固定比例。以第六章里的案例为例，假设宝宝每顿奶的母乳需求量是5盎司（约148毫升）。母乳过多同时增加了每次哺乳中的前奶和后奶供给量，这使得宝宝从先哺乳的那一侧乳房中吸吮出的乳汁不是2.5盎司（约74毫升），而是3～4盎司（89～118毫升）。但是宝宝的总需求量并没有变，还是5盎司（约148毫升），于是换一侧后宝宝很快就吃饱了，结果只吃到了另一侧乳房中的前奶。这样就导致宝宝胃肠里的前奶与后奶比例失衡。与后奶相比，前奶乳糖含量高、脂肪含量低，这就导致过多乳糖进入宝宝的消化系统。

这通常会产生3个意外后果：一是后哺乳那一侧乳房没有得到排空，可能导致输乳管堵塞和乳腺炎；二是乳糖比例偏高引起宝宝胀气，从而导致严重吐奶和胃肠不适；三是前奶过多导致宝宝早醒，因为前奶只能暂时抑制饥饿感，但维持时间并不长。

要降低泌乳量，就要减少宝宝吸吮每侧乳房的时间，以减少大脑接收的泌乳信号。如果宝宝吸吮时排乳太急，可以暂停哺乳，用吸奶器吸奶或是手法挤奶，吸出的母乳量以乳汁流速减慢为准，然后继续喂奶。不要在喂奶后吸奶，否则会刺激妈妈的身体，进一步增加泌乳量。

母乳不足

母乳不足可能表示妈妈的健康状况欠佳，可能是营养不良，或是液体摄入不足。如果妈妈精神焦虑、紧张、忧心忡忡，或是身体疲惫，也可能引起泌乳不足。另外，如果宝宝一天补充几次配方奶，哺乳次数不足以维持充足的泌乳量，也可能导致母乳不足。宝宝没有获得充足营养的部分标志包括以下几种。

- 喂养过程中或两次喂养之间哭闹。
- 用力嘬手指或吸安抚奶嘴。
- 体重下降。

● 尿量不足或便秘。

如果你存在母乳不足的情况，就要确保每隔2.5~3小时在安静角落哺乳一次，每侧15分钟左右。哺乳时，尽量放松心情。如果你很难放松下来，询问医生以寻求帮助，排除任何潜在的医学问题。试试每次哺乳后吸奶，看看能否增加泌乳量。这种情况的吸奶更适合使用电动吸奶器。

附录二

何时关注何事

　　我们这个时代最大的育儿误区是，等宝宝到来了，父母凭本能就知道该怎么做。事实并非如此。面对家中这个无助的小婴儿，新父母往往手足无措。学习和适应都需要一个过程，这期间父母很容易焦虑。出院前，医护人员的存在给了新父母安全感；出院回家后，最初的几天甚至是几周，新父母都可能充满焦虑和担心。

　　让新父母完全做好准备，这可能并不现实。如果这是第一胎，宝宝的到来会给父母带来各种各样的新遭遇和新情绪，这些都是全新体验。但是我们相信，如果新父母能提前了解产后生活大概是什么样，那么他们就能更好地适应宝宝带来的各种生活变化。这部分附录将会描述，产后最初3天乃至3周会发生哪些事情。新父母了解了不同阶段该关注什么，就能免去不必要的担心。

　　每个条目前的两个小方框，是供你打钩用的。你第一遍读这份清单，应该是宝宝出生前。这时，每读过一条，就在前面的第一个方框，也就是左侧方框里打钩（√）。等到宝宝出生后，趁他在隔壁房间里熟睡时，你需要从前到后再读一遍清单。这次在对应的第二个方框里打钩。为什么要读两遍？第一遍的目的是熟悉这个主题，第二遍的目的是真正理解这个主题。在读第二遍的时候，你会真切地感觉到这个小生命完全依赖着你，这对你来说将是最大的动力。

出生后前 3 天会出现的情况

☐☐ 宝宝刚刚出生时十分警觉，通常会积极吸吮乳汁。

☐☐ 初乳是宝宝的第一口奶，产后就已经有了。

☐☐ 如果是剖宫产，在妈妈出了产房转到休息室时，宝宝通常就能吸吮乳汁了。

☐☐ 出生后48小时内，宝宝应该会排出胎粪（又黑又黏，像沥青），接下来的几天是过渡便。

☐☐ 出生后24小时内，宝宝应该会排尿。

☐☐ 出生后24~48小时内，宝宝应该能尿湿尿布了。随着妈妈开始下奶，湿尿布片数会增加到每天3~5片。

☐☐ 出生后24~36小时内，宝宝的体重通常会比记录中的出生体重下降7~8盎司（198.4~226.8克）。出院体重更能反映宝宝的实际体重，以此作为宝宝的生长基准线会更加准确。

☐☐ 产后72小时内一个最大的挑战是，宝宝老是在睡。父母需要设法让宝宝保持清醒，每隔2~3小时进行一次饱足喂养。

☐☐ 每次换尿布时，按照正确方法进行脐带护理和臀部清洁。

对于做了包皮环切术的男宝宝，还需要在每次换尿布时进行适当的术后护理。

☐☐ 在最初这几天里，你需要关注的是每24小时提供8～10次优质喂养，还不用考虑培养规律或睡眠模式。

☐☐ 别忘了，就目前而言，喂养时间就是宝宝的清醒时间。

出生后前 3 天需要关注的情况

☐☐ 宝宝皮肤发黄：出生1天后，新生儿通常会出现黄疸。黄疸会让宝宝的皮肤看上去有些发黄。这时医生通常会开验血单，检测胆红素水平，然后根据检测结果来确定治疗方案。如果宝宝出院后才出现黄疸，一定要联系宝宝的医生。

☐☐ 宝宝精神萎靡、嗜睡、食欲不振：虽然1周龄内新生儿爱睡觉是正常的，但是不应该影响进食。如果你在进行母乳喂养，检查一下你的哺乳姿势和宝宝含接乳房的姿势是否正确。如果你有任何担心，向有经验的泌乳顾问或医生寻求帮助。

出生后前 3 周会出现的情况

☐☐ 产后3～5天开始下奶，进入过渡乳阶段。3周后进入成熟乳阶段。

☐☐ 继续致力于饱足喂养，每顿都把宝宝喂饱。

☐☐ 利用附录五中的《健康宝宝生长记录表》，监测宝宝的生长情况。出生2周后，宝宝应该已经恢复了出生体重，或是差不多恢复了。

☐☐ 过了最初3天，宝宝粪便的颜色和质地开始发生变化。

☐☐ 与配方奶喂养的宝宝相比，母乳喂养的宝宝粪便质地往往更软，颜色更浅。5~7日龄后，宝宝排黄色稀便，每天排便次数是3~5次或以上。

☐☐ 5~7日龄后，宝宝每天应该至少尿湿6~8片尿布，有些尿布会全湿了。尿液颜色从清澈到深黄色不等。

☐☐ 与成人一样，尿液颜色有助于判断宝宝摄入的奶量够不够，是否能为宝宝提供充足的水分。清澈或浅黄色尿液表示宝宝摄入了足量的液体。尿液颜色偏深、呈苹果汁色，表示宝宝摄入的奶量不足。

☐☐ 坚持在每次换尿布时做脐带护理，直到脐带残端脱落，通常在2周龄左右。在此之前，宝宝只需要擦浴：不要把宝宝的身体浸在水中。别忘了，做了包皮环切术的男宝宝，每次换尿布时都需要适当护理，直到手术切口痊愈。

☐☐ 在10日龄至3周龄之间，可能迎来一个生长高峰期，需要增加喂养次数。生长高峰期可能持续1~3天。

    ☐☐ 母乳喂养的宝宝，喂养间隔可以缩短到2小时1次（夜间可能也是如此），持续1~3天。

    ☐☐ 如果宝宝吃的是配方奶，父母会注意到宝宝喝完平常量的奶液后，看上去还是很饿；或者是下次喂养时间没到，就出现饥饿表现。这时你有以下几个选择。

□□ 每顿奶量增加1~2盎司（30~59毫升），然后让宝宝自己决定喝多少。如果之前每顿奶量是2.5盎司（约74毫升），生长高峰期内每顿准备4盎司（约118毫升），让他吃到饱足为止。

□□ 等到宝宝有饥饿表现时，再补喂增加的奶量。生长高峰期过后，宝宝会恢复正常的"喂养—清醒—睡眠"规律。不过，生长高峰期过后的第一天里，大多数宝宝会比平时睡得更久。

□□ 到了3周龄，宝宝喂养时间里的警觉度会有所提高。在3~4周龄期间，宝宝的清醒时间开始独立于喂养时间，成为一项独立的活动。他的时间安排应该类似这样：喂养、拍嗝和换尿布，占30分钟；然后是一小段清醒时间，占20分钟；最后是睡眠时间，持续1.5~2小时。

□□ 一天内，不同的"喂养—清醒—睡眠"周期，时长可能不同。正因为如此，我们提供的是时间范围，而不是固定时间。

□□ 如果是母乳喂养，前3周白天的喂养间隔不能超过3小时。在前3周里，一个"喂养—清醒—睡眠"周期要控制在3~3.5小时。夜间喂养间隔不超过4小时（正常的喂养间隔通常为2.5~3小时）。

出生后前 3 周需要关注的情况

□□ 5~7日龄后，如果宝宝每天尿湿的尿布片数少于6~8片，或者每天的黄色稀便次数少于3~5次，要联系宝宝的儿科医生。

□□ 宝宝食欲不振。

    □□ 如果是母乳喂养，要确保妈妈的哺乳姿势正确，宝宝含接乳房的方式正确，存在喷乳反射（奶阵）。检查宝宝的口腔内壁，看是否长了鹅口疮。鹅口疮是白色念珠菌引起的酵母菌感染，症状包括宝宝口腔上腭和两侧覆盖着一层奶白色物质。

    □□ 如果是奶瓶喂养，确保奶嘴开孔既不会太小，也不会太大。如果开孔太小，宝宝要特别用力吸吮才能喝到奶液，这可能导致拒奶。如果开孔太大，奶液流出的速度过快，往往会引起宝宝作呕，也可能导致宝宝拒奶。一定要使用开孔大小合适的奶嘴。

□□ 如果宝宝在喂养前、喂养过程中或喂养后哭闹得厉害，或者刚睡下不到1小时就哭闹着醒来，也要联系儿科医生。一定要利用《健康宝宝生长记录表》（附录五）来跟踪记录宝宝的摄入和排出，即喂养和大小便情况。

附录三

常见问题解答

给宝宝喂奶，抱着宝宝哄他，给宝宝洗澡、换尿布，晃摇铃逗他……养育宝宝的生活就是这些内容吗？宝宝不是商店里买来的洋娃娃，你的宝宝是个完整的个体，他是独一无二的，有着自己的复杂需求，你无法按照任何育儿书或育儿理论来预先设定程序。没错，养育宝宝是快乐的源泉，宝宝的每一步成长都令你无比自豪。但与此同时，育儿生活中也存在未知挑战。

下面，我们将探讨采用父母引导式育儿法的父母通常遇到的一些问题。以下解答，有些是概述，有些请你参考前面章节中的具体文字或表格，有些则在此详细阐释。不要等遇到困难才来阅读本章，应该提前做好准备，这些都是育儿生活中会遇到的实实在在的问题。提前理解了这些问题，不仅能让你见招拆招，有效解决问题，而且还能帮你提前预防，避免问题的出现。本章也是对父母引导式育儿法的精彩回顾。

1 周龄

1. 我应该在宝宝出生后多久开始实施父母引导式育儿法?

就思想准备过程而言,你现在就可以开始。但如果从实践角度来说,就需要循序渐进。在最初的几天里,你要尽可能放松,因为这时的你刚刚开始了解你的宝宝,刚刚开始适应妈妈这一全新的角色。最好的起点是管理宝宝的喂养时间,和宝宝一起致力于饱足喂养。24小时内喂养8~10次。这样,到了第一周或第二周结束的时候,宝宝就会养成以3小时为一个周期的可预知的规律。记住,在最初的日子里,不需要操心清醒时间活动。同时,在宝宝满4周龄前,绝不要考虑夜间睡眠训练这件事。

2. 第一次给宝宝喂母乳,我应该让他吃多久?

产后应争取在第一时间哺乳,因为新生儿在这个时候最为清醒。尽量每侧喂15分钟,至少也要喂10分钟,多喂才能刺激乳房分泌乳汁。如果在第一次喂养中宝宝想多吸吮一会儿,就让他吃吧。事实上,在最初的几次哺乳中,只要你们母子觉得舒适,你想喂多久就喂多久,只是要记住,每次哺乳时都要刺激两侧乳房。

3. 我的宝宝有黄疸,两顿奶之间需要喂水吗?

你们的儿科医生会指导你如何正确治疗黄疸,是否需要额外补充液体。不过,母乳是治疗黄疸的最佳液体,在某些情况下,有必要增加哺乳频率。

4. 在产后第一周里，下奶前，我怎么才能知道宝宝吃没吃饱？

看宝宝的尿布。宝宝的粪便性状健康，就表示他营养充足。在最初的1周里，宝宝的粪便会从墨绿色、黏稠状（胎粪）过渡到棕色、糊状；之后，再逐渐变成芥末黄色（配方奶喂养的宝宝，粪便颜色略深）。1周后，宝宝每天应该排2~5次或更多次黄色便，同时尿湿7~8片尿布。这些迹象都表明，宝宝吃饱了。

2~7周龄

5. 我的宝宝好像日夜颠倒了。他白天一觉睡很久，晚上精神头足。该怎样纠正？

从固定早晨第一顿奶的时间开始，选在你和家人方便的时候开始第一顿奶，然后始终保持一致。必要时，到时间要叫醒宝宝，并且想办法做到饱足喂养。白天的喂养间隔要规律，夜间让宝宝自然醒来。但是在5周龄前，母乳喂养宝宝的夜间喂养间隔不能超过5小时。

6. 我的宝宝晚上8: 00—11: 00非常难带，这是怎么回事？

大多情况下没有问题！每个宝宝都有自己的烦躁时段，一般宝宝的烦躁时段是下午后半段或傍晚。配方奶喂养和母乳喂养的宝宝都会这样。如果你的宝宝也是这样，大可放心，每天都有数百万的父母几乎在同一时间经历着同样的情况。数百万这一数字一点儿都不夸张。如果你什么方法都试了，却不管用，婴儿秋千、婴儿躺椅，哥哥姐姐、祖父母或是你，都无法安抚你的宝宝，那就把他放在婴儿床上。在小床上，至少他还可以入睡。如果你的宝宝哭闹得格外厉害，好像总是很烦躁，那他可能是没有吃饱。你的母乳供给量怎么样？翻回第四章，看一看影响泌乳量的各种因素。回顾你正在吃哪些食物。辛辣食物、大量摄入奶制品以及咖啡因，都可能引发宝宝哭闹。

7. 我女儿2周龄，吃过一侧母乳后就会睡着，睡了1小时后，醒来还要吃。我该怎么办？

如果宝宝饿了，就喂她，但与此同时，要想办法让宝宝保持清醒，每次都做到饱足喂养，让宝宝将两侧乳房都吸吮到。你可以试试在换另一侧时给宝宝换尿布，或者是脱掉她的衣服，抚摸她的头，也可以用一块凉凉的湿布搭在她的小脚丫上。总之，尽你所能让宝宝保持清醒，然后完成当下的要务：喂饱她。铭记饱足喂养这个目标。如果你让宝宝随性，她很快就会养成一次只吃一点儿的习惯。

8. 我的宝宝3周龄，上顿奶刚过1小时就开始哭，看上去很饿。我尝试过延长喂养间隔，但是没有用。这是怎么回事？

宝宝饿了就喂他，但同时也要想办法找出问题的根源，看看是什么导致宝宝喂奶间隔不达标，然后再有针对性地加以解决。检查你记录的《健康宝宝生长记录表》（附录五），看宝宝是否获得了充足的营养。每顿都能做到饱足喂养吗？他是不是正处于生长高峰期？你的母乳供给量怎么样？先回答这些问题，它们能引导你找到可行的解决方案。

9. 我的宝宝3周大，一觉只睡30分钟就醒。这是睡眠问题，还是其他问题导致的？

导致这种现象的常见原因有两个：一是宝宝需要拍嗝，二是入睡前刺激过度了。如果原因在于需要拍嗝，抱起他，轻轻地拍嗝，帮他排出胃中的气体。如果罪魁祸首是刺激过度，就要想好怎样预防问题再次发生：是不是抱得太多，颠得太起劲，玩得太疯，或者是为了让他因为疲惫而犯困，而把入睡时间推得太晚了？这样的努力通常会适得其反，因为婴儿回应过度刺激的方式，是让神经系统"关机"，特别是新生儿。宝宝看上去好像睡着了，但他其实不是在睡觉，这种暂时的"关机"是神经系统的自我保护策略。

10. 有时，我刚喂完宝宝，他就吐出一大口奶，好像把吃下的大部分吐了出来。应该马上补喂吗？

看起来好像宝宝把吃下的所有奶都吐出来了，如果是凌晨3点钟，情况看上去会更糟。但是，吐出的奶量只是看起来很多，实际上并没有那么多，正常情况下，不需要补喂。大多数宝宝都能坚持到下次喂养时间。喷射性吐奶最常见的原因有两个：一是喂得太多，二是拍嗝拍得不好。如果问题持续发生，可能提示消化系统出了问题，这时一定要向儿科医生咨询。

11. 有时候，我喂过宝宝，给他换尿布，陪他玩一会儿，然后把他放下让他睡觉，可是刚放下不到5分钟，他就开始哭——大声号哭。他通常不是这样的，我应该做什么？

　　因为这不是他的正常行为，所以引起了你的关注。原因可能只是尿布脏了，或是需要拍嗝。持续观察你的宝宝，看这种现象是不是成为固定模式。如果是，可能是反流的最初表现。反流也可能迟发，不一定出生后马上就出现（详见第八章）。

12. 我的宝宝3周大，母乳喂养，已经开始能睡整夜觉了。可以让她一觉睡这么久吗？

　　不可以！对于母乳喂养的宝宝来说，这是不能接受的，因为在最初的几周里，她需要夜奶这份额外的营养来源，而你也需要这份吸吮刺激来维持泌乳量。夜里你至少要到宝宝的房间里去一次，叫醒他，给他喂奶，一直坚持到6周龄。即使是6周龄宝宝，夜间喂养间隔也不能超过8小时，同时白天至少保证7~8次优质喂养。

8 周龄及以上

13. 我的宝宝10周大了，还不能睡整夜觉。怎样帮他戒掉后半夜那顿奶？

　　你有几个方法可以选择。一是翻回第五章"管理宝宝的一日生活"，复习那一章给出的具体指南，看看你是否按照指南做

了。二是按兵不动，再等几周，因为97%的12周龄采用父母引导式
育儿法的宝宝都能睡整夜觉。三是跟踪记录宝宝醒来的确切时间。
如果他每晚醒来的时间大致相同，那他的夜醒多半是出于习惯，而
不是需要。在这种情况下，你可以选择帮他戒掉这次夜奶。正常情
况下，这需要3~5个晚上，这期间宝宝通常会哭闹。请放心，将
来你的宝宝不会记得这几个晚上，你也不会记得。几天后，几个月
后，甚至是几年后，你收获的将是健康、快乐和精力充沛的宝宝。

**14. 最近我参加了一次家庭聚会，期间我想把8周大的宝宝放在床上让
他睡一小觉，结果他开始哭了。我的姑姑玛莎自告奋勇要抱着宝宝
哄他，我让她抱了。其实我左右为难，我儿子需要睡一觉，可是家
人想让我做点什么。我当时应该怎么做？**

答案取决于宝宝的周龄。如果宝宝3周龄，玛莎姑妈想要
"拯救"宝宝，那宝宝多半会在玛莎姑妈的怀里舒舒服服地睡
着。你可以放心，做客期间偶尔发生这种情况，影响不大。但是
如果宝宝6个月大了，更好的做法是告诉玛莎姑妈先等2小时，
2小时后她最亲爱的侄孙将以更加快乐的心情接受她的拥抱和
亲吻。

**15. 我的宝宝8周大，能一觉连睡7~8小时了。遗憾的是，这8小时所在
时段不对（20：00至凌晨4：00）。我们应该怎样调整？**

出现这种情况的原因大多是早晨第一顿奶的时间灵活性太
大了。当第一次喂养时间始终保持一致时，这条线上的每项活动
时间都会随之改变。也就是说，从第一个时间点开始调整，重

新安排宝宝的时间表，目标是把每天最后一顿奶安排在22：00—23：00。通过这个小小的调整，一般情况下就能纠正问题。

16. 我的宝宝9周大了，他经常睡45分钟就醒了，问题出在哪里?

可能的原因包括泌乳问题、时间表紊乱、胃肠不舒服，或是上述问题的组合。复习第六章有关夜间睡眠和白天小睡的具体建议。

17. 我的宝宝11周大，夜间连续睡眠时间从8.5小时延长到10小时，但是他现在早晨5：00就醒来吃奶，而不是6：30。我应该怎么做?

这种情况很普遍，建议你在这一段文字旁边的空白处打个钩，因为你将来某个清晨还需要复习此内容。有3个方法供你选择。一是等10~15分钟再去看宝宝，确定他是真的醒了，因为他也可能是处于从浅睡眠到深睡眠的过渡期。二是给宝宝喂奶，然后把他放回床上，早晨7：00再叫醒他喂一次奶。虽然这次喂养间隔不到3小时，但这样做的好处是宝宝早上的时间表正常了。三是凌晨5：00喂一次，并把这顿奶当作每天的第一顿奶，然后依次调整上午其他活动的时间。你的目标是让每天最后一顿奶和第一顿奶落在最适合全家人的时间点上。

18. 我的宝宝3个月大了。最近我们去亲戚家待了一周，现在他的时间表全乱了。多久才能让他恢复以前的规律呢?

出门在外，宝宝的时间表很容易被打乱。可能是因为时区变化，可能是因为在机场不方便睡觉，或是该睡觉的时候奶奶或姥姥却坚持要抱着他。这些毕竟是少数情况，就让亲戚享受抱宝的快乐吧，每个宝宝的婴儿期都很短。回到家里后，可能需要几天时间才能让宝宝恢复原来的时间表，这期间宝宝可能会哭闹和抗议，但是3天后他应该就能重回正轨。

19. 我的宝宝是母乳喂养，13周大了。现在他夜间一觉可以延长到12小时吗？

这一周龄的母乳喂养宝宝，夜间一觉可以延长到9~10小时。配方奶喂养的宝宝，可以一觉连睡得更久些。母乳喂养的妈妈需要考虑自己的泌乳量。让宝宝一觉连睡9~10小时或以上，可能导致每天获得的泌乳刺激时间不足。

20. 我的宝宝3个半月大，白天第三次小睡时间过短。我应该做些什么？

在这个月龄，如果宝宝的第三次小睡时间很短，那就确保前两次每次能睡1.5~2小时。如果他第三次睡了30~45分钟，就足以帮他撑过傍晚的时间了。

21. 我家宝宝的时间表很规律，但是，星期日早上把他寄放在教堂新生儿育婴室的时候，一切都会乱套。接下来的几个月，该怎样做才能既不打乱他的时间表，又能坚持去教堂呢？

正如第五章指出的那样，育婴室和日间托儿所需要同时照顾多个宝宝，工作人员通常很忙，因此，他们没有办法记清每个宝宝各自的作息规律是怎样的。我们建议父母留下一份加餐，一奶瓶水、配方奶或母乳。在实际照看的过程中给还是不给宝宝喝，让照顾宝宝的工作人员根据自己的判断来决定。当宝宝表现出正常规律之外的需要时，由工作人员来判断怎样做对宝宝最好。如果宝宝的规律已经很稳定，在育婴室里待几小时并不会完全打乱他的时间表，回家后再相应地调整即可。

22. 我的宝宝之前体重增长正常，但是4月龄时体重增长速度开始放缓，这正常吗？

如果你发现宝宝的体重增长速度在持续下降，可能出现了喂养问题或者宝宝患上了疾病。在询问医生之前，先思考你的母乳供给量是否充足，排除喂养因素。如果你发现宝宝每次吃奶后仍然很烦躁，或是很难坚持正常的喂养间隔，那就回想一下你生活中的外来压力因素，并尽你所能解决问题。你是不是太忙了，或是睡眠不足？你是否摄入了充足的液体？你摄入的热量够多吗？你是不是太早开始节食了？哺乳期间，你按照医生的推荐补充多维片了吗？一定要熟知附录四"监测宝宝生长"中的内容。

23. 我的宝宝9个月大，现在开始实施父母引导式育儿法，会不会太晚了？

没有从一开始就采用父母引导式育儿法的父母，可能会发现宝宝6～18月龄时还不能睡整夜觉，他们可能会在这时突然意识到采用父母引导式育儿法的必要性。现在开始会不会太晚了？绝对不会！如果你也渴望解决宝宝不能睡整夜觉的问题，请参考以下一般原则和具体指南，帮助你的宝宝学会整夜连续安睡。

一般原则

a. 在采取任何行动前，首先确保你已经通读并理解了本书的全部内容。

b. 不要选在有外地客人或亲戚来访的时候开始调整，因为向别人解释你为什么要这么做，会增加你的压力。

c. 选择在宝宝健康状况良好的时候，开始实施父母引导式育儿法。

具体指南

a. 前四五天里，集中调整宝宝白天的时间表。牢记3项基本活动的正确顺序：喂养、清醒、睡眠。复习第五章"管理宝宝的一日生活"，确保宝宝24小时内喂养次数符合宝宝的月龄。例如，3月龄宝宝每天喂养次数是4~5次；6月龄宝宝应该白天有3次喂养，晚上睡前再吃一次母乳或喝一瓶配方奶。如果一直在摇晃或喂奶哄睡，现在要改掉这个习惯了。

b. 复习第七章"宝宝哭闹怎么办"，做好宝宝会哭一阵子的心理准备。之前是高舒适度的睡眠操控，现在要过渡到睡眠技能训练，开始的时候宝宝肯定不高兴，但是这样做对他的健康发育是必要的。哭闹只是表示他还没有培养出自我安抚的能力，而这正是你努力的目标。要有耐心，并始终保持一致。有些父母一个晚上就成功了，有些则需要2周之久，平均用时3~5天。坚持着眼于长远利益。父母引导式育儿是前瞻性行动，不仅对宝宝来说是最好的，对你的整个家庭来说也是最好的。

小　结

　　如果你们起步较晚，自然比从一开始就坚持正确的训练要难，但是，真正爱孩子的父母会把孩子需要的给孩子——小宝宝需要优质的夜间睡眠！宝宝不仅从一夜无眠变成整夜安眠，妈妈们还发现，宝宝白天的情绪也发生了巨大的变化。宝宝变得更加快乐，更加满足，当然，也更容易带了。我们相信，你的宝宝同样也会如此。

附录四

监测宝宝生长

　　促进母乳喂养的成功，是父母引导式育儿的诸多优势之一。了解你在以有秩序的方式充分满足宝宝的营养需求，能为你注入信心。虽然有信心是好的，但是在监测宝宝生长这件事上，可不要让自信变成自负。

　　监测宝宝生长，对儿科医生来说十分重要，对父母来说也很重要，因为这关系到宝宝的健康成长。在第1周里，父母是否知道应该期待什么，以及需要关注哪些营养指标，会使父母的育儿信心和宝宝的健康状况产生天渊之别。本部分内容介绍的监测指标为你提供了指导，让你知道自己和宝宝的情况怎么样。一方面，这些指标能让你确定宝宝一切正常；另一方面，万一宝宝出现任何不良状况，它们也能提醒你立即加以关注。任何时候，如果你发现了不良状况，一定要联系儿科医生，把你发现的情况客观地告诉医生。

　　附录五是分龄《健康宝宝生长记录表》。我们设计这些分龄记录表的目的，是协助你对宝宝的生长进行日常评价。记录表1

专为1周龄宝宝打造；记录表2覆盖2~4周龄；记录表3覆盖5周龄及以上。这些记录表为你提供了重要的对照基准，能预示健康生长或不良生长模式。那么父母应该关注哪些指标呢？我们来回顾一下。

第1周的生长指标

正常情况下，宝宝出生几分钟后就开始逐渐适应子宫外的生活。他睁开眼睛，开始寻觅食物。尽量早抱、早喂宝宝，最好能在产后1.5小时内把宝宝抱到胸前开始哺乳。最初同时也是最基本的一个健康指标是：宝宝愿意而且渴望吸吮乳汁。

产后的最初几天里，妈妈心里可能没有底，甚至有些焦虑，这是正常现象。怎么才能知道宝宝是否获得充足的食物，能够满足生存所需呢？妈妈的乳房在分泌初乳，也就是最初的母乳，这是第二个重要健康指标。简单地说，初乳中蛋白质浓度高，最适合新生儿的营养和健康需求。初乳益处多多，其中之一是有助于胎粪的排出，也就是帮助宝宝排出他人生的第一份粪便。在第1周里，新生儿的粪便会先从墨绿色胎粪转变为棕色糊状便，然后又逐渐过渡为芥末黄色便。出生四五天后，粪便会变成软质或流质黄色便，每天3~5次，这是纯母乳喂养宝宝的典型粪便，是健康的标志，它预示着宝宝获得了充足的营养。配方奶喂养的宝宝粪便成型，颜色从浅棕色到金黄色、再到黏土色不等，气味更接近成人粪便。

在第1周里，频繁哺乳是必要的，原因有两个：一是宝宝需要吃到初乳，二是频繁哺乳才能尽快下奶。每隔2.5～3小时喂一次奶，或是每天哺乳8次或8次以上。这是你可以参考的另外两个健康指标。

抱着宝宝喂奶，不代表一定能达到有效喂养，还需要考虑时间因素。在最初的几天里，大多数宝宝在每次喂养中会吸吮30～45分钟。如果你的宝宝任何时候都精神萎靡、嗜睡，或者每次喂养的总吸吮时间不足10分钟，这可能是不良状况。

当宝宝吸吮初乳时，你可能会听到吞咽的声音。初乳的典型吸吮模式是"三吸一咽"，即吸吮、吸吮、吸吮，然后吞咽。等到成熟乳到来后，宝宝的吸吮节奏会相应地发生变化，变成"一吸一咽"，即吸吮、吞咽、吸吮、吞咽、吸吮、吞咽。这时宝宝不会再发出吸吮舌头的声音，脸颊也不会向内凹陷。哺乳中有吮舌声和脸颊凹陷的表现，是宝宝无法有效吸吮的两个标志。这表示他吸吮的是自己的舌头，而不是妈妈的乳房。如果你听到宝宝的舌头啯啯作响，就让他先松开乳房，再重新含接。

第1周的健康生长指标

（1）宝宝能够含接乳房并吸吮乳汁。

（2）宝宝24小时内哺乳8次或以上。

（3）每次哺乳时宝宝的吸吮时间为15分钟以上。

（4）你能听到宝宝吞咽乳汁的声音。

（5）宝宝已经排出第一份粪便，即胎粪。（排胎粪是新生儿健康的标志之一，如果宝宝出生后24小时内没有排胎粪，大多数医生不会允许宝宝出院。不排胎粪表示宝宝可能存在肠道阻塞。）

（6）宝宝的粪便模式从胎粪（墨绿色）演变为棕色糊状过渡便，然后在4~5日龄时变成黄色便。排便频次增加是积极的信号，说明宝宝获得了充足的奶量。

（7）出生后24~48小时内，宝宝开始能尿湿尿布（尿湿的尿布片数增加到每天两三片）。到出生后1周时，每天尿湿的尿布片数会进一步增加。

第 1 周的不良生长指标

（1）宝宝没有进食意愿，或是吸吮力非常弱。

（2）宝宝24小时内哺乳次数少于8次。

（3）宝宝吸吮一会儿就累了，每次哺乳时宝宝的吸吮时间少于15分钟。

（4）宝宝总是没吃饱就睡着了。

（5）哺乳时，你能听到宝宝吸吮舌声，还会看到宝宝的脸颊向内凹陷。

（6）宝宝的粪便在1周内没有过渡为黄色便。

（7）出生后48小时内，宝宝还没有尿湿一片尿布。

如果存在以上情况，请翻到附录五中的记录表1。自己先看一遍记录表，然后去医院，记得带上这本书。把后面的表格复印几份，自己用，或是送给朋友用。这些表格就是用来分享的。

第2～4周的生长指标

过了第1周，健康指标开始有所调整。

第2～4周的健康生长指标

（1）每天哺乳次数8次或8次以上。

（2）在接下来的3周里，宝宝排黄色便，每天2～5次或更多。

（3）宝宝开始每天能尿湿6～8片尿布（有时尿布会湿透）。

（4）宝宝尿色清亮（不是黄色）。

（5）宝宝吸吮力强，你不仅能看到他嘴角有奶，还能听到他吞咽乳汁的声音。

（6）你发现宝宝在清醒时间里警觉度越来越高。

（7）宝宝的体重在增长，身长在增加。

推荐你在产后一两周的时候给宝宝称一次体重。体重增长是宝宝生长最可靠的标志之一。

第2～4周的不良生长指标

（1）每天哺乳次数少于8次。

（2）第一个月里宝宝的粪便量少，排便次数少、间隔长。

（3）宝宝排尿次数不达标。

（4）宝宝尿液浓缩，呈亮黄色。

（5）宝宝吸吮力弱或吸吮效率低下，而且宝宝没有发生吞咽乳汁的声音。

（6）宝宝精神萎靡，或是对外界刺激反应迟缓，两次喂养之间不睡觉。

（7）宝宝体重没有增长，或是身长没有增加。医生会指导你怎样以最好的方式来解决这个问题。

第5周及以上的生长指标

第一个月及之后的健康生长指标，最大的变化体现在排便模式上。过了第一个月，宝宝的排便模式会有所不同。他可能每天排便1次但是量较大，也可能每隔3～5天才排便1次。每个宝宝都是不同的。如果你对宝宝的大小便有任何担心，应该询问儿科医生。

识别并满足宝宝的健康需求和营养需求，这是父母的责任。为了让你安心，也为了宝宝的健康，我们推荐你定期向儿科医生咨询，同时使用附录五中的记录表来监测和记录宝宝的生长变化。如果宝宝的表现连续两天偏离表中标注的正常值，应该去看儿科医生。

如果你复印了附录五中的记录表，把记录表放在方便拿取的地方，比如贴在冰箱上，或是婴儿床附近的高处，或是任何其他顺手的地方，只要能提醒你坚持记录就行。如果你的宝宝表现出任何不良状况，去找儿科医生咨询，并给宝宝称体重。

体重增长

采用父母引导式育儿法，宝宝的体重增长应该是稳定而持续的。我们定期监测采用父母引导式育儿法的宝宝的体格生长变化，结果始终非常好。在1997年的回顾性分析研究中，我们跟踪调查并对比了200名采用父母引导式育儿法的婴儿（A组）和200名按需喂养婴儿（B组）的体重增长情况。相关体格生长数据（体重增长和身长）直接取自4个儿科诊所的患者生长表。

该研究的目的是为了判断体重增长较快是否可以归因于特定的母乳喂养方式（按规律喂养或按需喂养）。从生长表上摘取每名婴儿在不同时间点的体重和身长数据，分别是出生时、1周龄、2周龄，以及1月龄、2月龄、4月龄、6月龄、9月龄和1岁。研究将按照出生体重将这些宝宝分为5个小组，分别是：出生体重在6.50~7.00磅（2.95~3.18千克）、7.10~7.50磅（3.22~3.40千克）、7.51~8.0磅（3.41~3.63千克）、8.10~8.50磅（3.67~3.85千克）、8.51~9.00磅（3.86~4.08千克），并对这5组宝宝的相关数据进行了统计量化对比。

对比分析的基础有两个：一是体重增长率（每次体格检查时增长的体重与出生体重的百分比），二是体重指数（BMI）。体重指数的计算方法是，用体重的千克（kg）数除以身长（身高）米数的平方（m²）。

使用体重指数，是为了让对比基础更加统一，弥补简单线性对比的不足。若单纯对比绝对体重值，就忽略了宝宝的身长。当研究对象包含不同出生体重和出生身长的宝宝时，以体重指数为基础进行对比研究，结果会更有意义。

主要结论

第一，两组婴儿之间没有明显差别，但是在所有体重范围中，A组（采用父母引导式育儿法的宝宝）的体重增速均略快于B组。

第二，A组宝宝即使夜间连睡7~8小时，他们在体重增长方面仍然没有明显变化。

第三，虽然两组父母开始时都优选母乳喂养，但是B组妈妈放弃母乳喂养的时间明显早于A组妈妈。

这一事实也许能让你安心：坚持按基本规律喂养宝宝，不会导致宝宝偏离适宜、健康的体重增长，相反，规律喂养能促进母乳喂养的成功。即使是低出生体重儿，按照传统方式进行规律喂养，生长也会更好。虽然有些新生儿的最初数据处于全国标准的底端，但是他们的体重在持续增长，增长幅度与其身长遗传潜力成正比。身长遗传潜力是从父母那里遗传而来的，也就是说，身高较矮的父母，通常会生下身长较小的宝宝，而这些宝宝的体重增长也会依据身长比例有所减少。

除了上面提到的，采用父母引导式育儿法还能培养宝宝的健康睡眠模式，不仅宝宝睡得好，父母晚上也能睡个好觉。综合考虑以上因素，采用父母引导式育儿法的父母会清楚地看到这种养育法的优势，以及父母引导式育儿法对宝宝健康的提升作用。需要提醒的一点是：如果你的宝宝体重增长不足，一定要询问医生，请医生指导具体应该多久喂一次奶。

正常体重增长指南

出生至2周龄

大概平均值：恢复到出生体重或略有增长。

2周龄至3月龄

大概平均值：每月增重2磅（约907克）或每天增重1盎司（约28克）。

4~6月龄

大概平均值：每月增重1磅（约454克）或每天增重0.5盎司（约14克）。6月龄时体重达到出生体重的2倍。

1岁

大概平均值：体重达到出生体重的2.5~3倍。

生长迟缓

体重增长不足和生长迟缓是两个不同的概念。体重增长不足表示体重增长缓慢，但是仍在持续增长。而生长迟缓指宝宝满10日龄后体重仍在下降，3周龄时未能恢复出生体重，或是满1月龄后体重增长速度仍然异常迟缓。据估计，美国每年有20万婴儿生长迟缓。其原因可能源自妈妈，也可能源自宝宝。

与妈妈有关的原因

以下源自妈妈的因素，都可能导致宝宝体重增长不足或停滞。

哺乳方法不正确。许多女性无法成功母乳喂养是因为哺乳姿势不正确，使宝宝只能衔住乳头，没能同时含住全部或大部分乳晕，结果导致宝宝吃不饱。

先天条件不足或生活方式问题。母乳不足可能是先天条件不足导致的（乳腺组织发育不良或是激素分泌不足），也可能是妈妈生活方式不当的结果（休息不好或液体摄入量不足）。母乳不足有两种情况，可能是妈妈的身体没有分泌足量的乳汁，少数情况下也可能是乳汁质量不够好。如果你怀疑自己母乳不足，可以尝试用吸奶器把母乳吸出来，看看你的泌乳量是多少；也可以在哺乳适当时间后，看看宝宝肯不肯再喝点儿配方奶。请把这些尝试结果告诉儿科医生。

排乳不畅。这表示妈妈的喷乳反射存在问题。

哺乳频次过高。你可能会认为，频繁哺乳能确保宝宝的体重健康增长，事实却不一定像你想象的那样。在某些情况下，哺乳过于频繁但效率低下，可能会让妈妈精疲力竭。我们第一次见到杰弗里时，他6周龄，但体重仅增长了1磅（约454克）。只要杰弗里一哭，他的妈妈就给他喂奶，这样一来，妈妈每隔1～1.5小时就需要喂一次奶。杰弗里含接乳房的姿势正确，妈妈却疲惫不堪，情绪沮丧。虽然杰弗里生长迟缓，但"协会认证"泌乳顾问仍然只建议这位妈妈增加哺乳频率。让她更加疲惫的是，泌乳顾问建议她用背带把宝宝随时带在身上。我们立即建议杰弗里的妈妈每隔3小时哺乳一次，按规律喂养。为了改善杰弗里的不良健康状况，我们建议添加配方奶，作为母乳不足部分的补充。几天后，这个之前一直挨饿的宝宝体重开始增加。仅仅1周后，杰弗里能睡整夜觉了。杰弗里的妈妈后来按照父母引导式育儿法成功用母乳喂养了杰弗里的弟弟妹妹，且没有再遭遇宝宝体重增长方面的困境。

哺乳频次过低。完全按时间表喂养或是完全按需喂养，都可能导致哺乳频次过低。有的妈妈坚持完全按时间表喂养，一分钟也不差，这让她们缺乏自己做决定的信心。这种情况下，做主的是时钟，而不是妈妈。信奉完全按时间喂养的父母，严格遵照时间表行事，往往隔4小时才哺乳一次。像这样做时间的奴隶，与放弃理智思考而让情绪做主，一样不可取。哺乳频次过低的另一个可能原因是，有些按需喂养的宝宝对食物的需求过少，结果导致妈妈的乳房得不到足够的刺激，难以分泌充足的乳汁。要解决这个问题，需要规律喂养，为哺乳间隔设定上限。这也是为什么新生儿重症监护室的喂养时间表差不多是3小时一次，这是健康的做法。

不监测生长指标。许多妈妈不监测生长指标，未能注意到宝宝的生长是健康的还是不健康的。《健康宝宝生长记录表》能协助你完成这项至关重要的任务。在第三和第四个月里，父母经常会犯的一个错误是，看到宝宝此时一切正常就放松了警惕，认为宝宝以后也不会出现任何问题。事实并非总是如此，在宝宝出生后的第一年里，你必须持续监测他的生长状况。

缺少身体接触，宝宝需要多搂搂、多抱抱。缺少这些动作可能会妨碍宝宝的健康生长。一天中，妈妈要经常搂着宝宝，抱着宝宝，和宝宝说话，这很重要。你们的日常生活要能够多提供此类亲密时光，另外，妈妈不应该是抱宝宝的唯一人选，爸爸、哥哥姐姐、祖父母、外祖父母，都是宝宝特别喜欢的人。人越多，宝宝得到的爱就越多。

揠苗助长，过于刻意或过快跃进下一阶段。正如我们在第五章中强调的那样，妈妈不能武断地擅自戒掉某顿奶或是某次小睡，除非宝宝已经具备了相应的身体素质。这个提醒在这里同样适用。注意不要揠苗助长，要按照宝宝的发育水平来安排他的一日活动，否则可能无法保证给予宝宝充足的营养。例如，有的妈妈将全部心思都投在延长宝宝夜间连续睡眠时间上，忽略了营养不良的信号。如果你的宝宝经常只睡30～45分钟就醒，原因有可能是营养不良或母乳不足，而不是睡眠习惯不好。

与宝宝有关的原因

宝宝体重增长缓慢或体重增长停滞，也可能与宝宝自身直接相关。以下是几个可能的原因。

吸吮无力。这种情况指的是协调性或力量不足，导致宝宝不能正确吸吮，不能维持正确的含接姿势，无法激发喷乳反射。结果是，宝宝只吃到了低热量的前奶，没有吃到高热量的后奶。

吸吮姿势不正确。具体原因包括以下几方面。

- 吐舌。哺乳时宝宝会向前伸舌头，把乳头推出口外。
- 拱舌。宝宝舌头向上拱起，导致宝宝无法正常含接乳房。
- 吮舌。宝宝吸吮自己的舌头。

潜在医学问题。吸吮无力或吸吮费力（例如，宝宝吸吮乳房时几分钟就累了，并放弃继续进食），可能存在心力衰竭或神经系统问题。如果你怀疑是这个原因，不要等到下次体检时间，应立即联系儿科医生。

有关泌乳顾问，你需要了解什么

即使你上过课，做过规划，读过育儿书，哺乳时仍然可能遇到障碍。在最初的那几天或几周里，这可能让人十分头疼。你抱着小宝贝，他哭个不停，扭来扭去，涨红了脸蛋（仍然很可爱），拒绝吃奶，你所有的干预似乎都无济于事。

你可能需要泌乳顾问的帮助。泌乳顾问是接受过相关培训的女性，她们的任务是帮助妈妈学习母乳喂养技巧。儿科诊所、综合医院或专科诊所一般都有专职的泌乳顾问，或者医生会为你推荐一名泌乳顾问。有些医生会向你推荐"协会认证"泌乳顾问，但是，这个头衔并不能保证她们提供的建议是可靠的。"协会认证"和"国家注册"不是一回事，护士、医生等医学专业人员也是同样道理。"协会认证"这个头衔并不能保证你得到的建议最有利于你或宝宝。大多数泌乳顾问能够提供可靠的信息，但不是所有。在咨询泌乳顾问时，要注意以下问题。

如果泌乳顾问建议你违背儿科医生的医学指导，请务必警惕。你甚至应该把此人及她给你的建议，一同告诉儿科医生，或是向政府和当地卫生管理机构举报。如果泌乳顾问给你的建议，正是美国儿科学会明确提醒你要避免的，比如建议你和宝宝同睡一张床，你也需要警惕。类似地，如果你从泌乳顾问那里得到了母乳喂养技巧之外的其他育儿理念，或者她告诉你每隔1小时哺乳一次，用背带把宝宝带在身上，或是给了你听起来很极端的任何其他建议，请考虑另请高明。

如果你遇到的泌乳顾问给了你类似上述建议，要把她的名字告诉其他妈妈，特别是采用父母引导式育儿法的妈妈，提醒她们远离这个顾问。让其他妈妈了解这个顾问给了你怎样的建议。同样，如果你发现某个泌乳顾问富有同情心、对你很有帮助，告诉朋友们。

如果可以，首次向泌乳顾问咨询的时间应选在常规喂养时间，因为泌乳顾问通常希望能观察宝宝吃奶的过程。她还会给宝宝称体重，检查宝宝的吸吮方式是否正确。接下来，她会询问相关历史，包括产程持续时间、分娩过程、宝宝的出生体重、你的饮食、哺乳频次，以及其他相关信息。你记录在《健康宝宝生长记录表》里的信息对泌乳顾问会有帮助，它能让泌乳顾问了解宝宝的总体情况。乳头内陷或乳头扁平等问题也可能造成哺乳困难，这些可以在产前进行调整或纠正。如果你有这类问题，最好一进入孕晚期就预约并询问泌乳顾问。

找到合适的泌乳顾问后，坦诚地告诉她你的实际哺乳时间，怎么做的就怎么说，不要有所保留。不管是按需喂养，还是按规律喂养，只是育儿理念的不同，就哺乳技巧而言，干预措施同样适用。如果你听到的建议好像不对劲，或是很极端，换个顾问试试。

在某些情况下，干预和纠正的效果立竿见影，但是在其他情况下，比如宝宝吸吮功能紊乱或吸吮功能障碍，训练宝宝学会正确吸吮需要花上一段时间，也需要你付出耐心。泌乳顾问可能会根据实际情况，建议你使用注射器（不带针头）、手指喂哺器或其他喂养辅助设备，来帮助宝宝学习吸吮。这些方法有时候有用，有时候没有用，而且操作起来可能很耗时。与你的丈夫商量，一起做决定。如果你选择使用辅助设备，要定期评估效果。

母乳喂养熟练程度通常是分娩课堂的一个标准考核项目。如果你想获得更多帮助，可以参加当地医院提供的母乳喂养课，或是租用教学录像自己在家看。在课上学习母乳喂养技巧，不需要接受讲师的个人育儿理念。有时候，讲师的确会把她个人的育儿理念穿插在课程中。记住，母乳喂养这件事需要权衡利弊。不管是想办法纠正哺乳困难，还是决定改用配方奶喂养，这对你做妈妈的资格都不构成任何影响。重要的是，你和你丈夫的最终决定，对你们的宝宝来说是最好的。除了你和你丈夫，没有人可以做这个决定。

最后提醒，与归属于医疗机构的泌乳顾问相比，独立执业的泌乳顾问收费往往更高。和你的保险公司确认一下，你的保险计划是否包含这一项费用。

乳汁分泌能力不足

不管你遵循的是哪种喂养理念，都无法填补先天缺陷。担心失败就会焦虑，而焦虑是造成母乳不足的原因之一。不能成功母乳喂养的妈妈承载着如此深的愧疚感，以至于为了催奶，她们中的很多人会走向极端。

在大多数文化背景下，和平时期约有5%的哺乳妈妈乳汁分泌不足，战争时期约有10%，她们的身体无法分泌充足的乳汁以满足宝宝的营养需求。有的妈妈可能在开始阶段母乳充足，但是从第三个月开始无法分泌充足的乳汁。即使宝宝很配合，吸吮频繁，而且妈妈的哺乳方法正确，摄入了足量食物，休息也充足，她的丈夫和家人也给了她充分的支持，但是有时候母乳不足的情况还是会发生。

如果你怀疑自己母乳不足

任何时候，如果你怀疑自己母乳供应量不足，建议你：观察宝宝是否在每次哺乳后仍会哭闹；看宝宝是否很难坚持到下次哺乳时间；回顾你的生活中是否存在外在压力因素。然后，尽你所能，消除障碍。不管宝宝4周大还是4个月大，这个建议同样适用。

问自己：是不是太忙了？睡眠充足吗？液体摄入量足够吗？热量摄入充足吗？是不是太早开始节食，或者是不是在吃避孕药？哺乳期间，你有没有按照医生的建议补充各种维生素？同时还要考虑喂养相关的技巧问题：哺乳姿势正确吗？宝宝身体的姿势对不对？宝宝含接乳房的方式正确吗？宝宝是否实现了饱足喂养，是否双侧乳房都吸吮了？

产后2个月内怀疑母乳不足。 对于3~8周龄宝宝，试试每隔2.5小时哺乳一次，严格按规律喂养，坚持5~7天。如果你的泌乳量增加了（表现是喂养结束后宝宝表情满足，睡眠改善），恢复3小时喂养间隔。如果你的泌乳量没有增加，调整回3小时喂养间隔，同时补充一定量的配方奶。补充配方奶是为了宝宝的健康考虑，同时也是为了让你安心。

产后第4个月怀疑母乳不足。 前面的基本原则在这里同样适用。如果宝宝4~6月龄时，你发现自己母乳不足，可以尝试调整白天的时间表，多喂两三次。有位采用父母引导式育儿法的妈妈是儿科医生，在宝宝4月龄时，她觉得自己的母乳越来越少，于是采取了两个措施：一是白天增加一次哺乳，共喂宝宝5次；二是停止节食。不到一周时间，她的泌乳量就回归正常了。

还有的妈妈暂时恢复了从前较为密集的时间表，每隔3小时喂一次，成功催乳。泌乳量回归正常后，再逐渐调整回正常哺乳频次。如果5～7天后还是没有改善，要考虑补充配方奶。白天多喂几次奶，不是育儿道路上的倒退，而是必要的调整，一边是坚持母乳喂养，一边是采用父母引导式育儿法的益处，你需要在二者之间找到健康的平衡点。

4 天测试

你还可以考虑做个"4天测试"，方法是每次哺乳后补喂1～2盎司（30～59毫升）配方奶，同时用电动吸奶器吸奶，每侧各吸10分钟。（这种情况下，用手动吸奶器不会有效果。）跟踪记录额外吸出的母乳量。如果你的母乳充足，那么问题出在宝宝身上：也许是他含接姿势不对；也许是他"偷懒"，吃到一半就睡着了。如果吸奶增加了母乳供给量，具体表现包括吸出的母乳量有所增加，或是宝宝不愿意接受补喂的配方奶，那么就可以恢复纯母乳喂养，并保持3小时的规律间隔。

如果通过电动吸奶器增加刺激，还是不能提高你的母乳供给量，你也排查了所有外在因素，没有发现妨碍母乳喂养的因素，那么你可能属于泌乳能力不足的那5%。你是否就此决定放弃？在说出"我就是那5%"并彻底放弃之前，请先联系儿科医生，寻求医生的建议。询问医生，他过去是否有成功逆转的案例。医生可能会为你推荐一位泌乳顾问。记住，意见不同很正常，重要的是了解并判断怎样做最适合你的家庭。

附录五

健康宝宝生长记录表

营养充足的表现
记录表1：第1周

如果你在母乳喂养宝宝，那么监测宝宝的生长情况至关重要。怎样才能知道宝宝是否获得了生长所需的充足营养？健康生长和适当营养有一些客观指标。健康生长指标对父母有指导作用，也是给父母的反馈，能让妈妈了解她和宝宝的情况如何。

第1周的健康生长指标

（1）宝宝能够含接乳房并吸吮乳汁。

（2）宝宝24小时内哺乳8次或以上。

（3）每次哺乳时宝宝能吸吮15分钟以上。

（4）你能听到宝宝吞咽乳汁的声音。

（5）宝宝已经排出第一份粪便，即胎粪。

（6）宝宝的粪便从墨绿色胎粪变为棕色、糊状过渡便，然后在四五日龄时变成黄色便。粪便性状变化是最积极的信号之一，表示宝宝摄入的奶量充足。

（7）在出生后24～48小时内，宝宝已经能尿湿尿布（尿湿的尿布片数增加到每天两三片）。满1周龄时，每天排尿次数进一步增加。

第1周的不良生长指标

（1）宝宝没有进食意愿，或是吸吮力非常弱。

（2）宝宝24小时内哺乳次数少于8次。

（3）宝宝吸吮一会儿就累了，每次哺乳时宝宝的吸吮时间少于15分钟。

（4）宝宝总是没吃饱就睡着了。

（5）哺乳时，你能听到宝宝的咂舌声，还会看到宝宝的脸颊向内凹陷。

（6）宝宝的粪便在1周内没有过渡为黄色便。

（7）出生后48小时，宝宝仍然没尿湿一片尿布。

利用下表跟踪记录宝宝的关键健康指标，这可能关系到宝宝生长的走向，决定着他是生长健康还是生长不良。记录表可以随意复印，自己用或是送给朋友用都可以。把记录表放在方便拿取的地方（比如冰箱上或婴儿床附近的高处）。不管是哪项健康指标，每出现一次，就在对应的地方画一个钩（√），或是填写指定字母。例如，第二天哺乳了9次，那么应该在当天的哺乳次数一栏画9个钩（√）。如果宝宝在产后第二天排出胎粪，当天应该标注一个"M"。了解应该关注什么，并用实测结果对照正常值，能给你和宝宝一个完美的开始。

健康宝宝生长记录表 1（第 1 周）

出生体重＿＿＿＿克　　出生身长＿＿＿＿厘米

健康生长指标	第1天	第2天	第3天	第4天	第5天	第6天	第7天
每喂养一次画一个√（24小时内不少于8次）							
吸吮时间不少于15分钟，每达标一次画一个√							
第一次排便（胎粪）写M；每排一次褐色、糊状过渡便，写一个T							
每排一次黄色大便，写一个Y（4～5日龄开始出现典型的母乳喂养黄色便）							
每尿湿一片尿布，画一个√（出生后48小时内开始排尿，或更早）							

7～10天：体重＿＿＿＿克　　身长＿＿＿＿厘米

如果任何一项记录值连续两天偏离正常值，应该立即询问儿科医生。

© Gary Ezzo & Robert Bucknam

营养充足的表现

记录表2：第2～4周

第1周一切正常，不表示你可以放松警惕，一定要继续监测宝宝的生长情况。过了第1周后，部分健康生长指标开始有所变化。这张记录表显示的是，在接下来3周里你需要监测宝宝的哪些健康生长指标。请注意记录表2与记录表1的差异。

第2～4周的健康生长指标

（1）每天哺乳次数不少于8次。

（2）在接下来的3周里每天排2～5次黄色便，也可能更多。

（3）宝宝开始每天尿湿6～8片尿布（有时尿布会湿透）。

（4）宝宝尿色清亮（不是黄色）。

（5）宝宝吸吮力强，你能看到他嘴角有奶，还能听到他吞咽乳汁的声音。

（6）你发现宝宝在清醒时间里警觉度越来越高了。

（7）宝宝的体重在增长，身长在增加。

第2～4周的不良生长指标

（1）每天哺乳次数少于8次。

（2）宝宝的粪便量小，排便间隔长、次数少。

（3）宝宝排尿次数就其周龄而言不达标。

（4）宝宝尿液浓缩，呈亮黄色。

（5）宝宝吸吮力弱或吸吮效率低下，而且你听不到他吞咽乳汁的声音。

（6）宝宝精神萎靡，或是对外界刺激反应迟缓，两次喂养之间不睡觉。

（7）宝宝体重没有增长，或是身长没有增加。（医生会指导你怎样以最好的方式来解决这个问题。）

如果任何一项记录值连续两天偏离上面标注的正常值，应该立即询问儿科医生。这些宝宝健康生长指标至关重要，请坚持记录，这可能会影响到宝宝将来是生长健康还是生长不良。记录表可以随意复印，自己用或是送给朋友用都可以。把记录表放在方便拿取的地方（比如冰箱上或婴儿床附近的高处）。为了记录准确，不管是哪项指标，每出现一次，就在对应的地方画一个钩（√）。例如，周一宝宝尿湿了6片尿布，对应的框里应该有6个钩（√）。了解应该关注什么，并用实测结果对照正常值，能让你在宝宝的成长过程中保持安全感和自信心。

健康宝宝生长记录表 2（第 2 周）

每日总结

健康生长指标	星期一	星期二	星期三	星期四	星期五	星期六	星期日
每喂养一次画一个√（24小时内不少于8次）							
每尿湿一片尿布且尿色清亮，画一个√（正常值：每天5～7片）							
每尿湿一片尿布且尿是黄色浓缩尿，画一个√（正常值：每天0片）							
每排一次黄色便，画一个√（第一个月每天应排2～5次或更多）							

如果任何一项记录值连续两天偏离正常值，应该立即询问儿科医生。

© Gary Ezzo & Robert Bucknam

健康宝宝生长记录表2（第3周）

每日总结

健康生长指标	星期一	星期二	星期三	星期四	星期五	星期六	星期日
每喂养一次画一个√（24小时内不少于8次）							
每尿湿一片尿布且尿色清亮，画一个√（正常值：每天5～7片）							
每尿湿一片尿布且尿是黄色浓缩尿，画一个√（正常值：每天0片）							
每排一次黄色便，画一个√（第一个月每天应排2～5次或更多）							

如果任何一项记录值连续两天偏离正常值，应该立即询问儿科医生。

© Gary Ezzo & Robert Bucknam

健康宝宝生长记录表 2（第 4 周）

每日总结

健康生长指标	星期一	星期二	星期三	星期四	星期五	星期六	星期日
每喂养一次画一个√（24小时内不少于8次）							
每尿湿一片尿布且尿色清亮，画一个√（正常值：每天5~7片）							
每尿湿一片尿布且尿是黄色浓缩尿，画一个√（正常值：每天0片）							
每排一次黄色便，画一个√（第一个月每天应排2~5次或更多）							

如果任何一项记录值连续两天偏离正常值，应该立即询问儿科医生。

© Gary Ezzo & Robert Bucknam

营养充足的表现

记录表3: 第5 ~ 10周

记录表3和记录表2只在排便次数上存在区别,其余部分基本相同。继续监测宝宝的生长情况,特别是在他开始睡整夜觉之后。

第5~10周的健康生长指标

(1)每天哺乳次数至少7~8次。

(2)宝宝的排便频次再次发生变化。宝宝可能一天排几次便,但每次量很少,也可能一天排一次便,量较大。他可能一天排几次便,也可能几天排一次便。

(3)宝宝每天能尿湿6~8片尿布,而且有些会湿透。

(4)宝宝尿色清亮,不是黄色。

(5)宝宝吸吮力强,你不仅能看到他嘴角有奶,还能听到他咕咚咕咚吞咽乳汁的声音。

(6)你发现宝宝在清醒时间里的警觉度越来越高了。

(7)宝宝的体重在增长,身长在增加。

第5~10周的不良生长指标

(1)每天哺乳次数少于7次。

(2)宝宝排尿次数就其月龄而言不达标。

(3)宝宝尿液浓缩,呈亮黄色。

(4)宝宝吸吮力弱或吸吮效率低下,而且你听不到他吞咽乳汁的声音。

（5）宝宝精神萎靡，或是对外界刺激反应迟缓，两次喂养之间不睡觉。

（6）宝宝体重没有增长，或是身长没有增加。（医生会指导你怎样以最好的方式来解决这个问题。）

如果任何一项记录值连续两天偏离上面标注的正常值，应该立即询问儿科医生。这些宝宝健康生长指标至关重要，请坚持记录，这可能会影响到宝宝将来是生长健康还是生长不良。记录表可以随意复印，自己用或是送给朋友用都可以。把记录表放在方便拿取的地方（比如冰箱上或婴儿床附近的高处）。为了记录准确，不管是哪项指标，每出现一次，就在对应的地方画一个钩（√）。例如，周一宝宝尿湿了6片尿布，对应的框里应该有6个钩（√）。了解应该关注什么，并用实测结果对照正常值，能让你在宝宝的成长过程中保持安全感和自信心。

健康宝宝生长记录表3（第5周）

每日总结

健康生长指标	星期一	星期二	星期三	星期四	星期五	星期六	星期日
每喂养一次画一个√（24小时内至少7~8次）							
每尿湿一片尿布且尿色清亮，画一个√（正常值：每天5~7片）							
每尿湿一片尿布且尿是黄色浓缩尿，画一个√（正常值：每天0片）							
每排一次便画一个√							

如果任何一项记录值连续两天偏离正常值，应该立即询问儿科医生。

© Gary Ezzo & Robert Bucknam

健康宝宝生长记录表 3（第 6 周）

每日总结

健康生长指标	星期一	星期二	星期三	星期四	星期五	星期六	星期日
每喂养一次画一个√（24小时内至少7～8次）							
每尿湿一片尿布且尿色清亮，画一个√（正常值：每天5～7片）							
每尿湿一片尿布且尿是黄色浓缩尿，画一个√（正常值：每天0片）							
每排一次便画一个√							

如果任何一项记录值连续两天偏离正常值，应该立即询问儿科医生。

© Gary Ezzo & Robert Bucknam

健康宝宝生长记录表 3（第 7 周）

每日总结

健康生长指标	星期一	星期二	星期三	星期四	星期五	星期六	星期日
每喂养一次画一个√（24小时内至少7~8次）							
每尿湿一片尿布且尿色清亮，画一个√（正常值：每天5~7片）							
每尿湿一片尿布且尿是黄色浓缩尿，画一个√（正常值：每天0片）							
每排一次便画一个√							

如果任何一项记录值连续两天偏离正常值，应该立即询问儿科医生。

© Gary Ezzo & Robert Bucknam

健康宝宝生长记录表 3（第 8 周）

每日总结

健康生长指标	星期一	星期二	星期三	星期四	星期五	星期六	星期日
每喂养一次画一个√（24小时内至少7~8次）							
每尿湿一片尿布且尿色清亮，画一个√（正常值：每天5~7片）							
每尿湿一片尿布且尿是黄色浓缩尿，画一个√（正常值：每天0片）							
每排一次便画一个√							

如果任何一项记录值连续两天偏离正常值，应该立即询问儿科医生。

© Gary Ezzo & Robert Bucknam

健康宝宝生长记录表3（第9周）

每日总结

健康生长指标	星期一	星期二	星期三	星期四	星期五	星期六	星期日
每喂养一次画一个√（24小时内至少7～8次）							
每尿湿一片尿布且尿色清亮，画一个√（正常值：每天5～7片）							
每尿湿一片尿布且尿是黄色浓缩尿，画一个√（正常值：每天0片）							
每排一次便画一个√							

如果任何一项记录值连续两天偏离正常值，应该立即询问儿科医生。

© Gary Ezzo & Robert Bucknam

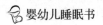

健康宝宝生长记录表3（第10周）

每日总结

健康生长指标	星期一	星期二	星期三	星期四	星期五	星期六	星期日
每喂养一次画一个√（24小时内至少7～8次）							
每尿湿一片尿布且尿色清亮，画一个√（正常值：每天5～7片）							
每尿湿一片尿布且尿是黄色浓缩尿，画一个√（正常值：每天0片）							
每排一次便画一个√							

如果任何一项记录值连续两天偏离正常值，应该立即询问儿科医生。

© Gary Ezzo & Robert Bucknam